少林中醫教你

養正念學靜坐

專注當下，和內心對話的
自我療癒訓練

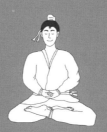

少林寺醫藥研究中心負責人

禪一 醫師———著

序

Preface

　　建於北魏孝文帝太和十九年（西元495年）的少林寺，為中國禪宗祖庭，亦為中華民族武學創始之地。達摩面壁，肇創禪宗；寺僧佐唐，弘傳武學。少林寺建寺1500餘年來，歷代高僧續佛慧命、薪火相傳，嚴格保持著佛教的傳承法脈，為中國佛教的律宗、禪修奠定了基石，為佛教的中國化和中外文化的交流、融合、創新作出了開拓性的貢獻。同時，少林寺還歷史性地形成了博大精深、個性鮮明的少林文化體系，而少林功夫文化、少林禪醫文化等皆是少林文化體系的重要組成部分。

　　眾所周知，僧人們的修行，需要健康的身體做基礎，「身體不行，修行難提高」。而修煉少林功夫，則能夠強身健體。少林文化的一禪一武，一靜一動，對調整身心和諧是最有效的途徑，因此少林寺主張通過禪武修煉達到身心和諧，而人的身心和諧，也就是健康的根本。

　　少林寺的養生是在參禪的基礎上建立起來的。少林寺建寺之初，眾僧長期靜坐不動，影響了全身血液循環，造成筋絡不暢，久瘀成疾。不僅有礙身體健康，還難以對付山林中的猛獸威脅和盜賊侵犯。於是，僧人們在學禪的同時開始習武，並充分利用嵩山豐富的藥材資源，吸收有效的民間醫療方法，不斷積累用藥經驗，逐步形成了許多秘方。僧人們在練武的同時，發現許多功法具有健身和醫療的雙重作用，又逐步推演出了氣功療

法、推拿療法和點穴療法。

　　在少林功夫成為僧人們學佛修禪的方式以後，僧人們又反過來將自己佛教徒的生活方式和精神追求，用以修習少林功夫，寓靜於動，使少林功夫的內涵和品質得以提升，達到「禪武合一」的境界，使得身心一致，「心無所住」。而佛門醫學養生理論是建立在「根（生理）—識（心理）—塵（社會環境）」三者相統一的醫學模式上的，與現代醫學發展頗有共通之虎。少林功夫正好符合這一養生模式，既能調整身心，又能解決內心的煩惱與魔障。所以說，習練少林功夫不僅僅能強身健體，亦具有「防病、診病、治病」的養生價值。

　　最後，衷心地感謝長期以來關心和支持少林文化事業發展的仁人志士，並希望大家繼續關注、支持少林文化事業，共同開創少林文化事業新局面。

　　是為序！

　　　　　　　　　　　　　　　　　　釋永信
　　　　　　　　　　　　　　　　　　嵩山少林寺方丈室

前言

　　記得剛剛接觸功夫的時候，初入門的練習就將我滿腦子飛來飛去、人劍合一的浪漫概念打得無影無蹤。拉筋、劈腿……痛得兩眼淚花，走路都走不成，接著就是枯燥得不能再枯燥的基本功練習，天天的弓馬撲虛，天天的正踢腿、側踢腿，進而又是重覆再重覆的套路動作，常常是大汗淋漓而不得其真意，曾經幾次有甩手放棄的想法。

　　年齡稍長，對中國傳統武術的認識又進了一層，其中讓我感觸最深的就是禪修裡的靜坐。

　　靜坐姿勢看起來極其簡單，似乎沒有什麼出奇之處，但只要時間稍長身心便如猿猴被拘，渾身瘙癢而難以忍受，心潮澎湃而外在若靜。這實在又是另一種痛苦。然而久而久之，卻漸漸得其真並慢慢領悟中華功夫的意義所在：不尚爭強鬥狠之專門技術，而是通過艱苦而系統的訓練，將自身的心智磨煉到一個相對圓滿的地步。

　　在練習靜坐期間，我的感受是自我的約束需要循序漸進，等到形成習慣，心性自然會發生變化，某一時會忽然對自身和世界的看法發生全新的改變。

　　正是這段時間，為我的人生奠定了基礎。所以我很慶幸能夠進入少林門牆，接觸到純正的少林功夫，並在練習功夫的過程中，接觸到禪宗祖庭少林寺的核心部分——禪。而在禪的龐大體系中能夠被普通世人所受用

的最淺顯的無疑就是靜坐。

　　隨著心性的變化，靜坐逐漸成為我研習功夫過程中不可缺少的一部分，雖天性拙劣，但是鐵杵打磨日久，慢慢地自己也會有一些心得體會。隨著在俗世中推廣中國傳統文化的過程，靜坐和禪也漸漸在我的教學中出現了。

　　然而，根據我的講學感受，完全照搬寺院的靜坐修行模式在大眾的社會生活中是行不通的，也很難讓人們去接觸並且研習它。於是冒天下之大不韙，我對靜坐方法進行了一些修改和變化，使之變得更加易於為人接受，而且在極短的時間內能讓學習的人從中得到益處，並且不至於在離開老師的指導之後誤入歧途。

　　深入經藏，多年實踐，訪名師，尋道友，這個靜坐體系慢慢清晰起來，在實踐中被認可的程度也越來越高。這時候一個新的問題出現了，就是一己之力實在難以大面積普及，而現實生活當中，很多人被生活的壓力壓得喘不過氣來，但又始終不能找到排解和疏導的方法，不能從自身根上找到解決的答案，所以在這個時候一個大膽的思想萌生出來：那就是勉力寫一本關於靜坐的書，讓大家能夠按圖索驥，不求能夠讓大家有多深的造詣，只願從練習中能夠獲得身心的全面健康、自我人格的逐步完善，從而使生活更加安詳平靜，周圍呈現和諧之態也就夠了。

　　假如通過本書，有人受用，善哉善哉，對我來說就是一件大功德了。

禪一
於嵩山少林寺錘譜堂

目錄

第二章 靜坐：準備篇

第三章　靜坐：練習篇

第四章　靜坐：結束調整篇

第五章　靜坐：練習要訣篇

附錄　先賢靜坐心悟集萃

第一章

你需要學習靜坐

你需要學習靜坐

一提靜坐，不了解的人以為我要講一種抗議的行為，其實我所講的靜坐是一種流傳千年調養身心的方法，它自古以來就是儒、道、佛家都十分重視的一項修身功夫：道家求坐化升仙，佛家求禪修入定，而儒家靜坐則如朱熹所言「非如坐禪入定，斷絕思慮，只收斂此心，使毋走於煩思慮而已。此心湛然無事，自然專心」，要求學者「半日讀書，半日靜坐」。

由於靜坐簡單易行，長期練習對身心調節效果明顯，從古而今，一直深受人們的喜愛。

唐代大詩人白居易晚年病羸纏身，他在服藥治療的同時，堅持靜坐養生，以致「中宵入定跏趺坐，女喚妻呼多不應」，以此袪病延年，終享遐齡。

北宋大文學家蘇東坡記述他修習靜坐法的體會說：「其法至簡易，唯在長久不廢，即有深功，且實行二十日，精神自已不同，覺臍下實熱，腰腳輕快，面目有光。」從中可以看出蘇東坡練習靜坐已經有相當的功夫。

插段題外話，歷史上著名的靜坐故事就跟蘇東坡有關。

有一天，自覺靜坐修禪頗有心得的蘇東坡作了一首禪詩：「稽首天中天，毫光照大千，八風吹不動，端坐紫金蓮。」感覺非常良好，立即叫

書僮送呈好友金山寺佛印禪師處，以待好評。

結果，佛印在詩後批了「狗屁」二字，交與書僮持返。

蘇東坡見了佛印的批，氣得七竅生煙，立即命人雇船過河到金山向佛印問罪。

佛印早知蘇東坡名心還存，見批就會來問罪，所以當書僮去後，即書二語於門首：「八風吹不動，一屁打過江。」閉門不開。

蘇東坡見了二語，不禁啞然失笑：看來我的靜坐功夫還是不到家啊。

南宋愛國詩人陸游修習靜坐養生法，收效更大，直至晚年仍精力過人。年近90歲時，他還高興地在《戲遣老懷》詩中寫道：「已迫九齡身愈健，熟視萬卷眼猶明。」

近代文壇巨師郭沫若也是靜坐養心的推崇者。他1914年留學日本時得了嚴重的神經衰弱症，徹夜不眠，且頭腦昏瞶不堪，常常讀書讀到第2頁就忘了第1頁，甚至讀到第2行就忘了第1行。後來，他在東京舊書店偶然買了一部《王文成公全集》，讀到以靜坐養病的方法後開始試學，早晚各靜坐30分鐘，2週後便出現奇蹟：整夜酣然入睡，頭昏心悸頓消，記憶力恢復正常。從此靜坐成了郭沫若先生去除疲勞，使大腦清醒的法寶利器。

靜坐養生的效果從中可見一斑。

不只在中國，如今這股「靜坐」熱已經風靡了美國、英國等國家和地區，希拉蕊、高爾、NBA湖人隊教練傑克森等都是靜坐愛好者。

在美國不少政府機構、公司、學校、機場甚至監獄，都開設了靜坐

室。很多西方人還會在自己的家中專門騰出一個房間設為靜坐室，他們普遍認為靜坐不單單帶給他們的身體上的健康，最主要的是精神上會更加平靜安詳，注意力會變得更加集中，工作也會更加有效率。

你為什麼需要靜坐

很多人在接觸靜坐之初，心裡都會產生這樣的疑問：我為什麼需要靜坐？我的一個學生當初也是這樣。

大約是2年前，我的一位學生來找我，說：「禪一老師，我最近老是睡不好，白天又沒精神，頭髮還一直掉，怎麼辦？」

我一問原委，原來她最近忙著晉升考試，天天晚上熬到凌晨1點才躺下，而且躺在床上要輾轉差不多1個小時才能睡著，早上也醒得很早，經常凌晨5點剛過就醒了。白天沒精神，經常喊頭暈、口乾，脾氣還特別暴躁，稍不如意就爆發了。

我又問她：「考試之前也這樣嗎？」

她說：「不會啊，通常在床上躺一會就能睡著，只是常做夢，一個夢接一個夢，都能做成一部連續劇了。」

我一邊仔細聽著，一邊給她把脈，心裡其實差不多有底了：她這種情況，明顯是因為近期精神緊張、壓力大，心火上浮導致的。

我跟她說：「你最近的情況主要是心理原因造成的，跟我先練2週靜坐吧，每次坐30分鐘，早晚各1次，保證有效。」

　　她本來是想找我開點藥的，現在看只是要讓她持續做些簡單的動作，明顯半信半疑。但出於對我的信任，她還是回去認真練習起來。

　　大約剛過1個星期，她突然打電話過來：「我剛做了5天，晚上躺下就睡著了，這幾天晚上睡得都很好，好像連夢也少了一些，真是個好方法。」

　　我告訴她，既然有了效果，以後每天都堅持靜坐一下，保證會獲得更大的益處。

　　現代都市生活中，像我這位學生的人簡直太多了。

　　這些職場中打拼的「杜拉拉」每天都像上滿發條的鬧鐘，緊張、焦慮、憂愁、煩悶充斥內心，卻始終沒有找到一個真正解脫自己的方式，那麼我今天就建議大家每一參與一下靜坐，因為它真的可以幫助你解除目前遇到的困惑。

　　假如你是一位容易精神緊張的人，靜坐能使你學會放鬆，使緊張的情緒鬆弛下來。

　　假如你是一位容易心生煩惱的人，靜坐能使你看清煩惱的本質，自己找到解除煩惱的辦法。

　　假如你正為患某些疾病而苦惱，諸如神經衰弱和精神障礙，靜坐可以刺激心和身體的正能量，使你重獲健康。

　　假如你是一位不服輸、過分要求完美的人，靜坐會使你學會如何控制自己的慾求，進而能夠張弛有度。

　　假如你是一位被生活壓得抬不起頭、被世間種種問題所困擾的人，靜坐能讓你增強勇氣去面對並克服它們。

假如你是一個缺少自信心的人，靜坐能讓你獲得自我肯定的力量，真正地從內心強大起來。

假如你因為遭遇挫敗而感到悲痛，這是你對人生和宇宙的無常缺乏正確認知，靜坐能真正地引導你走出悲傷、找到歡樂。

假如你是一位富有的人，靜坐能讓你了解財富的原來面貌，並且幫助你如何去使用財富。如此不但使你自己得到快樂，別人也會得到快樂。

假如你是一位心胸狹窄的人，靜坐會讓你變得更加平和寬容，如此將有益於朋友與家人，避免你們之間的誤解及爭執。

假如你是一位有智慧的人，靜坐將引導你得到無上的智慧，那時你將會明白一切事物的事實真相，而非我們所看到的表相。

習慣靜坐，你會獲得諸多益處

靜坐可使人體氣血通暢，增強抵抗能力，改善人體細胞能量，激發生命活力。

靜坐能從根本上調理一些疾病，如心腦血管疾病，風、寒、濕、邪引發的綜合症，神經疾患等。

靜坐可使你心性逐漸光明，心胸開闊，心平氣和。

靜坐充分放鬆時，腦細胞的氣血供應會得到補充，這時候你會發現自我覺察力大幅度提升，更加自尊、自愛、自信。

靜坐能使你的腦神經繼續保持靜和定的清新狀態，緩解壓力，減少

焦慮、緊張，使你更能適應周圍環境，充分感受生活的快樂。

　　靜坐能使你的身心意識越來越光明，開啟智慧源泉，增進思考力、判斷力、意志力、創造力。

　　靜坐會生發出無限的安樂、喜悅、幸福，這種喜悅、幸福是語言無所表達的。

　　靜坐能使你更加了解和接近生命本來面目，消融內心世界的煩亂，撫平生命中精神與肉體的傷痕。

靜坐——回歸生命本來的喜悅

心不同於琴弦，無須刻意去調，本來與自然和宇宙就是同步的，也就是所謂的天人合一，都是由「自性」來彈奏。但是現在大多數人的心為外在的世界所波動，要回到生命本來的境界裡，並不是一件容易的事情。

我曾經遇到過這樣一個病例。

一位中年商人經別人介紹來到我的診室，看上去就狀態不佳。

我問他哪裡不舒服，他指了指心臟。

我說，「心臟病嗎？什麼症狀呢？」他苦笑一下，搖了搖頭。

那是因為什麼呢？我仔細地打量著他，臉色很差，嘴角起了很多小水泡，便問他：「是操勞過度了吧？」

他點點頭，嘆了口氣說：「是啊，現在生意不好做，碰上經濟危機，股票全被套牢了。本來指望著今年高升的，但是公司的業績也不好，我被裁員了，你說倒霉不倒霉。最難受的是，我還要每天瞞著妻子，早上7點上班，下午5點下班，天知道我自己過得有多苦，這10個小時是怎麼打發的！」

聽他這麼說，我也有點同情他了。

「所以，我每天都覺得鬱悶，自己怎麼這麼不順利？弄得我每天吃不好，睡不好，脾氣非常煩躁，還要壓抑自己別發火，別在妻子面前露出

破綻。有時候，晚上一個人睡不著就一個勁地嘆氣。你看我嘴角，口腔裡全是水泡。」他像遇到知音一樣，大倒苦水。

「確實也是，碰上經濟危機，誰能有辦法！不過，你也不用自己一個人扛著，說出來，會好過點，時間長了，別把身體憋出問題來。」

「是啊，最近這段時間我感覺自己胸悶，老覺得喘不上氣來。」

我們的心本來應天生就具備兩種功能，一種用來認識我們外在的世界，一種用來認清我們本身。但是很可惜的，大多數人一生當中卻非常吝嗇拿出來一點來思索一下自身，於是將自己在社會中的滿足感都建立在對外在世界的征服上面。當外界境遇順利時，就全面肯定自己，產生強烈的滿足感；當外界境遇不順利時，馬上就會苦惱消沉，甚至會一蹶不振，進而全面否定自己。

心病還須心藥醫，我教了他一個方法，就是堅持靜坐的練習。

靜坐的練習就是要把我們對外在世界的關注收回到對內在自我的覺察上，不依賴外在世界的得失去確定「自我」的定義，讓我們的心靈培養出獨立於世間、超然於物外的態度。當我們被煩亂的人或事糾纏的時候，自己的心靈能夠升騰起超脫的力量，不被外境所干擾，依然保持在清澈、寧靜的境界裡。一個人能夠做到平衡地關注內在自我與外在世界，就能回歸生命本來的喜悅。這也就是我一直在推崇現代生活中的人們學習靜坐的最關鍵原因。

令人高興的是，隨著病人心情越來越平和，他不但找到了新的工作，而且股票也一片長紅，看來老天也是眷顧積極的人啊。

靜坐之間放下貪、嗔、痴

　　佛家中的三毒稱為貪、嗔、痴。

　　貪是指染著於色、聲、香、味、觸五慾之境而不願意捨棄的心理活動。我們生活在人世間，以眼、耳、鼻、舌、身等器官與外界相接觸，產生色、聲、香、味、觸等感覺。這些感覺能引起我們的利慾之心，因此叫做五慾。對此五慾產生深深的喜愛並且產生占有之心就叫做貪。佛教認為，貪是產生一切煩惱的根本，所以將貪列為根本煩惱之一。

　　貪可以分為很多型，從廣義上來講，貪食、貪睡、貪得其實都是貪，很多自認為是美好的東西其實恰恰是起因於我們錯誤地追求，這些貪只要累加下去形成一種壞的習慣，都會對我們的身心造成損傷。比如我們明明知道晚上不能吃太多或太晚進食，但還是抵抗不了美食的誘惑。我們一次又一次地放縱自己，久而久之會因為過度暴飲暴食使身體產生不應該得的疾病，比如現在比比皆是的文明病、富貴病，如高血壓、高血脂、高血糖等病症均跟貪食有莫大的關係。

　　嗔的產生與作用與貪正好相反。貪是對事物的喜好而產生無饜足地追求和占有的心理慾望，嗔卻是因對眾生或事物的厭惡而產生憤恨、惱怒的心理和情緒。佛教認為對違背自己心願的他人或他物生起怨恨之情，會使眾生身心產生煩惱、不安等負面情緒，不但對自身健康有極大壞處，而且對於他人或社會而言也是禍害連連。因嗔怒他人而起仇恨之心，愚鈍之人便會發生爭鬥或導致互相殘殺，輕者危害一人一戶，重則使整個社會乃至整個國家陷入災難。最可怕是嗔毒到心者，陰險狡詐，一旦將這種心魔

釋放出來，禍害的不是一代兩代人，這個在歷史上都有所表現，在此不再細說。因而《大智度論》卷十四中說，嗔恚是三毒中最重的，其咎最深，也是各種心病中最難治的。

痴又作無明，指心性迷暗，愚昧無知。不知道在人世間哪些是重要的，哪些是應該捨棄的，從而使人生出種種煩惱。世事紛紛擾擾，均由無名，也就是沒有智慧所引起，所以一切煩惱都因為痴而所產生。

人們在忙於生活、工作之餘，不知道怎麼能夠安定思想、降伏煩惱，甚至會進一步滑向貪得無厭、縱慾忘身的境地。這樣處處與自己過不去，神志必然渙散，氣血也會失去調和，因此往往遭受疾病的折磨，這是一件非常令人痛心的事情。

中國傳統醫學在講到人為什麼會得病的時候，也會分為內因、外因和不內外因。其中內因被認為是導致人生病的最關鍵因素，特別是人的七情——喜、怒、憂、思、悲、恐、驚。喜則氣緩，易傷心；怒則氣上，易傷肝；悲則氣消，易傷肺；思則氣結，易傷脾；恐則氣下，驚則氣亂，二者皆會傷腎。所以一個人的情緒常常變幻不定，最容易出現內臟功能失調，導致疾病的產生。

靜坐就是我們對抗貪、嗔、痴的法寶利器。若能萬緣放下，透過靜坐調身調心，不僅有助於疾病的治癒，同時也能達到強身以預防疾病的積極作用。

現代醫學研究也證明這一點，人在靜坐的時候，會分泌出一些有益的荷爾蒙、酶和乙酰膽鹼，這些物質能把血液的流量和神經細胞的興奮調節到最佳狀態。相反終日鬱悶憂傷，貪嗔痴慢，就會使這些有益荷爾蒙分

泌紊亂，器官功能失調，引起血壓升高，造成冠狀動脈閉塞，進而引起心臟疾病的發生。

現代研究還表明人在靜坐放鬆的狀態下，腦電波多數是 α 波，其震盪頻率範圍為8～14赫茲，這時人的大腦清醒而放鬆，注意力呈聚焦狀，容易集中精神，不易受外界其他事物干擾，心理狀態則是安靜、輕鬆、愉快和專注。而且在這種狀態下，人的身心能量耗費最少，相對而言腦部所獲得的能量較多，腦的活動就會順暢，人會變得直覺敏和銳和富有靈感，更容易感受快樂。由此可知，靜坐對人的身心有百益而無一害。

人在靜坐時，「致虛極，守靜篤」，可以有效地摒棄使人增添無數煩惱的七情六慾，平衡紛亂的心態，使頭腦極度清醒，生發出諸多潛在的聰明智慧，這就是所謂「定能生慧」。曾子在《大學》中指出：「知止而後有定，定而後能靜，靜而後能安，安而後能慮，慮而後能得。」所以我們周圍的知識分子或者是一些需要創造性思維活動的人們，經過靜坐的練習往往會產生不可思議的智慧。

中國文壇巨匠郭沫若活了87歲，這與他一生中常習靜坐是分不開的。他曾意味深長地這樣講過：「靜坐於修養上是真有功效，我很贊成朋友們靜坐。我們是以靜坐為手段，不以靜坐為目的，是與進取主義不相違背的。」

靜坐1小時等於睡眠4小時

　　情緒緊張是百病之源，每當一個人的生活受挫或其他急難事件發生時，都會產生壓力感而使腦內受到極大的刺激，這時最好的治療方法就是靜靜地休息。可是休息時，身體雖在靜態，思想卻無法完全靜下來。頭腦仍在繼續不斷地運作，以致長年累月地積攢疲憊，使情緒不能安定，睡不著，夢又多，容易醒，很多人依賴服用安眠藥來作助睡的救濟。

　　很多找我看失眠的病人經常會講共同的感受，服藥時間愈久，用量會愈多，依賴性也越強，於是後遺症也就接踵而來，諸如腸胃病、內分泌失調、血管疾病、呼吸道疾病、皮膚病、性功能障礙、關節與骨骼肌肉病等，都可能發生。

　　這時候最好的改善辦法就是練習靜坐，最好每天2次，每次15～20分鐘，以使頭腦思維冷靜，全身肌肉鬆弛，以默想入靜，必能安靜煩躁和憂鬱的情緒，促進身心調和。

　　有一些網友問我「睡眠就是最好的休息，睡好了身心就會健康，又何必練習什麼靜坐呢？」

　　然而，根據科學實驗報告：當人在睡眠中，一切組織器官的機能，逐漸疲弱，甚至陷於停頓狀態。心臟的跳動，也減少20%，呼吸雖較清醒時深長，但肺部吸入之量比清醒時少，腸胃消化能力也降低，腦中樞活動效率怠慢，體溫及血壓亦會降低。

　　但靜坐的生理狀況與睡眠不同，靜坐時呼吸深長，肺吸入量比沒有靜坐時多得多，體溫上升，胃腸蠕動力增強，消化與呼吸能力提高，所以

在靜坐中，腹內有鳴響或放屁的情形，那不是壞的訊號，而是功效的體現。同時靜坐之後，大小便的排泄也會比以前順利而量多。由於靜坐1小時休息的功效等於4小時的睡眠，可知靜坐比睡眠更有利於深度的休息。

用靜坐洗滌心靈

瀑布的水帶著巨大的能量從上傾瀉而下，聲勢浩蕩。一位工程師在研究這種現象之後，建了一座水力發電廠，將水的力能轉變成電能，點亮了街道和房屋的電燈，並且使工廠運轉；相同的道理，如果我們可以積聚精神能量並好好利用它，不但能使自己感受到安詳和快樂，也能服務別人，使整個社會趨於和諧和安寧。

很多人採取了錯誤的方法去尋求安詳與快樂，以向外求取的方式來替代向內求取，借著感官的享樂（喝酒、賭博、跳舞甚至吸毒等）來企圖消除心中的痛苦，反而愈是耽溺於感官的快樂，就愈成為感官的奴隸，所以如果想以此方法來滿足自己，那是走了岔路，因為慾望是永無止境的。假使能控制心，則外界的事物將不再影響我們，當心完全被控制和淨化時就不再受擾亂，並且可以看到許多肉眼所無法察覺的東西。

心的訓練是獲得心清淨和解脫的唯一方法，佛陀正是借著這個方法和他個人的經驗得到開悟，然後開示了這條路讓其他的人跟著走。靜坐就是訓練心最有效的方法，通過靜坐我們會體會到所有的感覺都是由心所創造的；我們也會體會到必須平靜及控制這個心，才能得到真正的快樂。

　　很多人在現實的生活中感到彷徨無奈，甚至有很多人會產生想找一個寺廟靜修出家，其實這都是一種典型避世的想法，不是解決問題的根本方法。在現實生活中，我們在原有生活的基礎上，只需要借助靜坐的練習，就能夠冷靜地面對現代生活的壓力。不斷地練習靜坐，將會幫助我們去面對、了解和克服生活上的任何問題。

　　身體需要清洗、餵食和藥物治療；心也和身體一樣，需要借著安靜的靜坐來洗滌它，用靜坐作為無上的藥物來治療它，使這顆心不再有生氣、貪念和愚昧無知的疾病。身體需要衣服去覆蓋裸露；相同地，心也需要受訓練以避免精神病態的裸露。純技術的醫學治療，無法有效地幫助人去根除心的擾亂，諸如挫折和憂鬱，因為這不是由機體失常所引起的，而是心所造成的，對這個問題的治療只能從心開始。

　　所以，從當下開始，讓我們一起靜坐吧！

在靜坐中修復生命能量

　　靜坐是一種祛病保健、調養身心的修養方法，在靜坐中我們平時過度消耗的能量能得到有效地修復，從而使我們的生命煥發出別樣的光彩。

　　曾經有一位家長帶著高二的孩子來找我治療疾病，因為孩子進入高中以後，由於學習緊張、用腦過度，得了嚴重的神經衰弱症，徹夜不眠，整天無精打彩。他曾經在專業的失眠門診進行治療，效果不佳，後來到中醫院進行針灸治療，剛開始效果很好，逐漸又失去了效果。斷斷續續加起來已經治療了2年，幾乎已經喪失信心，現在孩子學習成績一路下滑，家長和孩子都很苦惱。

　　我對他進行診斷以後，除了採用常規的診療手段，還建議他每天早上起床後和晚上睡覺前練習靜坐，每次30分鐘。

　　我要求他端坐床上，大腿平放，小腿要直，兩腳分開，放鬆腰帶，頭頸正直，下頜微收，背伸直，雙肩下垂，全身放鬆，閉目閉口，舌尖抵上顎，兩手交叉放於腹部，兩拇指按於肚臍上，手掌捂於臍下，然後排除雜念（初練時難以排除，以後雜念會逐漸消失，切忌操之過急），主動調整用腹式呼吸，要盡量慢慢地鼓起下腹作深吸氣，再慢慢地呼氣使腹部恢復正常。

　　同時，將意識集中在臍下手掌捂處（丹田上），如此便可達到調

身、調心、調息的「三結合」境地，進入一種似有似無、如睡非睡的忘我虛無狀態，這就是所謂「入靜」，會讓人感到全身非常輕鬆舒適。

靜坐結束後，兩手搓熱，按摩面頰雙眼以活動氣血。

家長聽我講解完後半信半疑，覺得這樣有用嗎？但是在死馬當活馬醫的絕望狀態下，還是答應回去就試試。

一個星期以後，孩子的家長來找我，興奮異常地說：「孩子坐到第3天，晚上就能睡覺了，雖然中途會醒，但比起以前已經有很大的進步。」我也很高興，建議孩子把靜坐當成每天的功課。

以後每過一段時間，孩子或他的家長就會向我報告好消息，一年後孩子順利地考上了一所國立大學。

人體在受到損傷之後，本來就具備自癒的能力，如果患者能有決心，放下萬緣，靜坐日久，就可以根治很多身心的疾病。

身體上的疾病，如：神經衰弱、氣血失調、失眠健忘、消化不良、貧血體弱、陰虛火盛、形容枯槁、消瘦屏弱、肝火旺盛、口乾津少、頭昏眼花、傷風感冒、冬天畏冷、夏天怕熱、風濕骨痛、大便結滯、夜多尿頻、高血壓病、低血壓病、肺結核、胃下垂等。

心理上的疾病，如：憤怒悲傷、憂鬱煩悶、恐懼退縮、提心吊膽、慳吝嫉忌、憤恨熱惱、精神緊張、性情暴躁、心神恍惚以及種種情慾悲歡等。

歸結起來，長久堅持靜坐練習，將為你帶來諸多益處。

練好靜坐，全面改善健康，提供人體正能量

靜坐時思想專注在一物之上，呼吸變得平緩均勻，通過呼吸進入肺部的空氣總量相對穩定，進入心臟的氧氣量也相對穩定，從而利於血壓的調節。靜坐時，心臟的耗氧量比平時減少很多，血液循環的力量自然比平時加強了。有力的血液循環可以幫助我們淨化血管中堵塞的物質，讓很多長期休眠的血管重新恢復生命的活力。

這樣的血液循環經過五臟六腑，能幫助臟腑淨化積存的負能量，提升臟腑的自癒功能，特別對於慢性疾病和頑固症狀，如高血壓病、心臟病、腎病、肺病、腦供血不足、偏頭痛、身體沉重、四肢寒冷、風濕病、常出汗、盜汗等，具有顯著的調節作用。即使是短暫的靜坐，人也會感覺到從身體深處升起輕鬆、舒適的生命能量，就像身體內部被一雙溫暖的大手撫過一樣。靜坐的過程中，由於血管的淨化、身心的調和，全身的經絡得以全面疏通，使氣血運行的道路暢通，從而達到固精培元的效果，元氣充盈則百邪不入，百病不生。

美國科學家曾經對一群高血壓病患者進行過靜坐干涉療法研究，結果發現靜坐訓練讓患者的收縮壓和舒張壓分別降低了4.7公釐和3.2公釐。可見靜坐對於降低血壓十分有效，從而可以大大降低動脈粥樣硬化等心血管疾病的風險，而且不會產生藥物副作用。

美國哈佛大學教授和馬里蘭州大學哈里博士經5年研究後說：「靜坐對視力、血壓、改善荷爾蒙平衡大有好處，另可治療許多不治之症和心臟病、關節炎等慢性病。」荷蘭科學家研究也表明：靜坐者的罹病機率比一

般人低50%，在感染威脅生命重病方面的機率更是低至87%。

 ## 練好靜坐，快速改善體態，塑造良好氣質

　　節奏緊張的都市生活中，我們不僅行色匆匆，平時午餐也和打仗一樣，速戰速決，而到了晚上因為時間比較充足，馬上又變成暴飲暴食，久而久之身材走樣，贅肉橫生。

　　其實，暴飲暴食正是壓力導致的行為，當你迫切地需要通過食物釋放壓力的時候，不妨先靜坐下來舒緩壓力，放鬆身心，讓「大快朵頤」的念頭沉澱下來後再進食，這樣有助於放慢進餐速度，在細嚼慢嚥中品嚐食物，食量就會逐漸減小，輕輕鬆鬆告別「水桶腰」。所以說靜坐加適當地運動是現代人群減肥的良藥。

　　堅持靜坐還可以使一個人內在的氣質沉靜下來，使人在舉手投足之間呈現出優雅、恬靜、柔和的美感，這種氣質是身體、情緒、精神三種能量綜合作用於生命的產物。內在的精神越柔，身體被淨化得愈好，情緒愈穩定，外在呈現出來的氣質也越美好。

　　特別提出的是：靜坐中的雙盤坐姿可以快速地塑造美好體態。雙盤被稱為禪坐最穩固的坐姿，不但可以穩定身體內部雜亂的氣息，更可以快速減掉身體的贅肉，疏通堵塞的經絡。練習雙盤的人，更容易保持腰部、臀部、大腿和小腿部位的優美曲線，控制身體上半身與下半身的能量平衡。當靜坐產生的能量灌注在我們皮膚上時，就能幫助皮膚和肌肉淨化負

面能量，改善氣色和肌肉的曲線，是美容最好的良藥。

 ## 練好靜坐，緩解壓力，全面釋放負面情緒

雖然我們經常忽略身體而空談精神，卻也很少去思考：其實，一切精神產物，包括思想、情緒、感受等，它們都是有生理基礎的，那就是我們身體的神經系統。徹底解決精神方面的問題，首先要從身體入手。因為所有的壓力、焦慮、緊張、煩躁、不安的情緒，都是先被身體上的神經系統感知後，才被人覺察。而神經系統遍布全身各個角落，如果身體的某個部位病變或堵塞，神經系統接收到的信號也會產生變化，隨即給大腦傳遞不利於生命健康的感受，進而產生負面的思想和行為。

我不穩定的情緒、思想都不是憑空產生的，而是「因緣作用」的結果。造成它的因緣不只包括外界的人、事、物，還包括身體這個內因，身體的神經系統是情緒和思想產生的生理基礎。比如，人在憤怒的時候，給他打一針麻藥，麻痺了身體的神經系統，他的憤怒情緒就會立刻消失。打麻藥是被動的放鬆，不是從根本上來解決問題的，而練習靜坐是我們主動的行為，會從根本上使我們的神經系統呈現出鬆弛平和的狀態。

靜坐就好像是在按摩我們的神經系統，讓這個「調皮的孩子」不再影響我們的情感和思想。在靜坐過程中，我們制心一處，位於腦前區域的額葉活動會有所增強，腦細胞會開始分泌腦內啡肽、血清素，這些都有幫助人體神經系統放鬆、平靜的重要元素。許多人通過10分鐘的靜坐，就能

立刻感受到緊張的情緒得到舒緩，煩躁的心情趨於平靜。

　　長久的靜坐練習，能幫助我們培養出穩定的心靈力量。美國哈佛大學的醫學教授表示，練習靜坐能降低肌肉緊張，減少乳酸脫氫酶的分泌。實驗證實，每天練習靜坐20分鐘，持續1週後，練習者的專注力和情緒控制力都有所改善，焦慮、情緒低落、憤怒等負面情緒則大幅下降。不僅如此，靜坐訓練還可以疏通腦部的血液循環，使腦部反應從「對抗或逃避」轉為「接受現實」，從而增進一個人的幸福感。

　　甘肅中醫學院教授周信有在90歲高齡時仍能上班工作，據他表示，主要也是因為能堅持通過修身養性及用靜坐的方法鍛鍊精神，培養體內的元真之氣，達到防病健身的效果。周老認為：平身端坐，莫起一念，以意領氣，引氣下行，息息歸根，意守丹田，默念安靜，可達到意念靜止，恬淡虛無的境界。如用現代科學的觀點來說，靜坐可使繁忙緊張的心態得到鬆弛平靜，使體內壓力時下降而令身體恢復正常，並能使人體內的溫度、血液的酸鹼度、血壓、血糖、血脂等穩定在一定的範圍之內，故可起到療疾健身的作用。

練好靜坐，天啟內在智慧，激發無限創造力

　　靜坐時並不是什麼都不想，腦部的運作也並沒有關閉。靜坐練習通常都由集中精神開始，大腦枕葉活動雖然會減弱，但腦部的前額葉活動卻增強了。前額葉與人類的智力活動相關聯，所以在靜坐中人們經常會迸發

出靈感，產生新的思路，回起曾經被遺忘的事情。長久的靜坐會使頭腦變得清晰而敏銳，所以小乘佛教講：「久坐必有禪。」

《大智度論》曰：「菩薩身雖遠離眾生，心常不捨，靜處求定獲得實慧以度一切。」如陸游在《好事近詞》中寫的「心如潭水靜無風，一坐數千息，夜半忽驚奇事，看鯨波曉日。」王維在《終南別業》裡寫的「行至水窮處，坐看雲起時。偶然值林叟，談笑無還期。」寫出如此眾多形神兼備的蓋世佳作，顯然與的們常習靜坐帶來的靈感是分不開的。

獲得諾貝爾物理學獎的科學家約瑟夫‧森也曾說：「科學發展到今天，離開了冥思靜坐的感受就很難走下去了。」還有一些科學家認為：超覺靜思是大腦充分發揮機能的最高技術，它能夠巧妙地激發大腦左半球的力量去影響右半球，從而使右腦最大限度地發揮思維能力。印度裔美籍物理學家瑪哈里希說：「人學會進入超覺意識狀態，內心會變得平靜，思想會變得富有成效，並能對環境發出輕快與協調的波。」

科學家進行過實驗研究，結果發現人體在超覺靜坐時由於思想和全身肌肉放鬆，心跳、呼吸及大腦電波都會變得緩慢並高度有序，此時在身體裡就會出現：耗氧量減少、基礎代謝率降低、免疫功能增強、全身微血管舒張、血中的腎上腺素與其他緊張荷爾蒙下降、大腦皮質處於保護性抑制狀態、神經功能協調統一等一系列生理變化。而這些變化對激發活力、強身健體、防治疾病及延緩衰老均有極大的功用。

綜上所論，靜坐的作用不僅僅是祛病延年、開慧增智，而且還對探討人體生命科學的奧秘，甚至對科學技術的發展及揭開自然界之謎都有著深遠的意義和作用。

靜坐是訓練專注力的無上法門

記得我剛開始學習中醫的時候，由於受原來所學解剖學影響，始終對於「心為君主之官，人身臟腑經絡的調整主要在於對心的調整」不能完全理解，後來漸漸從弄刀舞槍轉變為禪修靜坐，數年之間才有了一些心得體會，忽然間對一些原來不理解的東西豁然開朗。對於中國傳統健康模式來說，靜坐無疑是一種極為有效而殊勝的健康手段，看起來簡單，但堅持練習效果明顯。

人身有生理和心理兩方面，我們從事中式鍛練，固然對身心兩方面都不可偏廢，而心理每每更能影響智理。譬如：內心有所慚愧，頓覺面紅耳赤；內心有所憂煎，不覺發白貌悴，這是心理的影響於形體；愉快時五官的見聞等感覺優美，而悲哀時，便完全相反，這是心理的影響於五官；興奮時食慾便能增進，而鬱悶時便減少，這是心理的影響於腸胃；憤怒、嫉妒等不正常的感情出現時，能使血液及各組織中產生不正常的分泌，這是心理的影響於血液，可見心理的力量足以支配我們的肉體。

此外，我們發現往往有些看起來肌肉健壯的體育愛好者，甚至一些健美運動員，雖然鍛練筋肉極其強固，但一旦發生不測時疾病便無法抵禦，甚至遭遇一個普通的感冒都可能讓身體垮掉，而一些練習禪修的人群卻往往能借鍛練心意的作用來驅除病魔，或雖體質虛弱，但由於心力強壯

而能獲享高壽，更可見心理潛力的不可思議了。

　　靜坐不但在生理方面可以使血液運行良好，就是在心理方面也能使全身精神歸於統一集中，而促使心理的健康發展。心理學家捷普洛夫也說道：「抱著一種平靜的態度，是與注意力的分散作鬥爭的唯一方法」。同時心理既安寧而正常，思想也清明而愉快，自然又能促使氣血和平，袪病延年。

　　對於精神上的集中，可以用幾個例子來體會。當我們用凸透鏡集中日光於一焦點，便能使其燃燒，這是由於日光在集中之後產生極高的熱量；又如普通的鐵因子排列雜亂，電流方向互不相同，故磁性互相抵消，而磁鐵則因分子依次序排列，電流方向大致相同，便能產生磁場作用。試想一下，連無情的物理尚能這樣，何況我們有情的專注力。

　　我在教學的過程中經常會讓學生跟著我做一個小實驗，把手掌翻過來，掌心朝上，仔細用眼睛注視雙掌的掌心，然後掌心相對，閉上眼睛，將意識還停留在剛才看的地方，保持1分鐘以上，一般人都會馬上有熱的感覺。同樣用1根食指貼近我們兩眉中間，就是印堂穴，把眼睛閉上，想像指頭還停留在那個地方，就會有印堂穴十分沉重的感覺，這些都是意志力集中之後，人體自然的反應。

　　中國近代佛學界的老前輩楊仁山居士，早年在舊書舖內發現《楞嚴經》的時候，被這部經典的內容深深吸引，一直看到天色很晚都沒有察覺，後來書舖裡的伙計實在忍不住提醒他的時候，他才發覺已是暮色蒼蒼的時候了，低頭再看書，剎那異境，書上的字便看不清了，這正是精神力專注的一個具體例子。蘇東坡有詩說：「與可畫竹時，見竹不見人：豈獨

不見人，嗒然遺其身。」只要集中心力，全神貫注在一個對象上，作畫便能神化，治學便能深造。所以古人說：「制心一處，無事不辦。」又說：「精誠所至，金石為開。」

　　這使我想起當年在著名書法家張海老師家教拳，與張海老師談論時，張海老師說其實我們寫字畫畫也是練氣功，也是靜坐呀，現在想想這些藝術家能夠長壽，跟經常精神內守，制心一處有莫大的關係。

　　聰明的心不能成功，乃是由於他們缺少堅韌的毅力；許多人不能成功，是因為他們在做一件事情時，頭腦還在想著另一件事情。在當今訊息時代，能夠安下心來專注於你自己想要完成的第一要事的人並不多。你專注及堅持的意志夠不夠強？這種態度是成功的重要因素，有才華或有能力的人不少，但肯專心一意，堅持到底的卻非常少，也難怪成功總是屬於少數人。

　　靜坐是練習專注力的好方法，能夠經常練習，默然靜坐澄心一處，逐漸將心中的紛繁複雜的妄念去除掉，日久則隨時隨地能夠將精神力集中，發動我們身體上的陽和之氣，在自身起到補虛導滯的作用，使身體上的老舊廢物順利排出體外，從而將我們身體上因為先天不足或者後天失於調治而破壞的質部分加以修復。

　　所以在歷朝歷代進行靜坐訓練的先賢，凡是靜坐訓練多年，功夫較深者，都可以在疾患侵襲人體的時候，調動身體的專注力抵抗病魔的侵襲，常常經過一場靜坐，疾病便一掃而空。傳說明代禪宗憨山大師多年癰疾，一入定而痊癒，這更是人人具足的「自療術」的高度運用。

　　以上是對身病而言。至於心病，由於我們的業習，根深蒂固，不採

用靜坐的功夫很難改變我們身上的陋習。中國古書堯典記載：「人心惟危，道心惟微，唯精唯一，允執厥中。」所謂人心正是習氣之私，道心則是一念之覺，唯精唯一，正是做精神力的集中功夫。

　　學禪的人，一似照顧參究，念茲在茲，將整個心力集中在一點上，愈集中力量愈充，力量愈充，集中的程度也愈強，等到集中到頂點，忽然一念頓歇便能湛然洞徹，這也就是定能生慧的集中表現。從這裡可見精神的集中力量，小之可以康強身體，大之可以明心見性，而下手的方法，從靜坐而入不免是一件殊盛的事情。

第二章

靜坐：準備篇

靜坐前的準備

我長期教授靜坐，很多初學的人們不免會覺得我在講靜坐的準備時花費時間過長，顯得有點囉唆，但是我還是覺得有必要不斷地去強調，因為對於靜坐來說，事前的準備工作和事後的結束準備都是很重要的，這不單單涉及練功的效果問題，對於我們的身心健康也是很重要的，沿著正確的道路去做，習慣慢慢就會昇華為一種健康的儀式。經過一個階段的持續性練習，產生的正能量會在我們的身上發生奇妙的變化，你的身體和心靈會得到全面洗滌，而且能淨化到骨髓和靈魂。

靜坐前的心情調整

靜坐練習之前盡量沐浴更衣，焚香浴手，生恭敬心，這樣能更容易進入靜坐要求的境界。很多人覺得多此一舉，但是根據前輩的經驗，這是特別重要的，人沒有恭敬心，做事情精神力就不會集中，這樣就不能專心致志地進行練習，練習效果也不會好。

古代的很多文人在讀書之前也要沐浴更衣，焚香浴手，恭恭敬敬地請出書本，在這樣一種類似於儀式的情況下，人們會收心，更加專心致志

地去閱讀書本，可以想像得到在這種狀態下我們閱讀的效果都會事半功倍。所以家長在讓孩子讀書、練琴的時候，首先第一件事應該培養孩子對書本、琴先產生恭敬心，只有這樣才能夠讓孩子從內心去接受它，而不是因為粗暴強迫而產生厭惡。

　　靜坐前後盡量保持心情平靜，不要帶著情緒練習靜坐，因為一旦有負面的情緒，就會牽動我們的臟器。比如發脾氣，如果是靜坐前動肝火，靜坐時就難以入定。若在靜坐後生煩惱，由於氣息仍在細脈中運行，尚未散至粗脈，會導致身體潮熱，使人感覺煩躁不安，胸部似有異物梗塞，這種情形，有時會延續數日不散，所以不可輕忽。

　　我們的心像身體一樣，對固定的、例行性的工作，做起來會更有效率。所以初期階段的靜坐訓練，即使是一位努力且聰明的練習者，也必須投入固定而且有規律的時間來做練習。

靜坐的最佳時間

　　靜坐功夫練到一定階段，即使是在日常生活行、立、坐、臥中都能達到靜坐該有的境界。但是剛剛學習靜坐的人很容易散漫，所以初學者盡量要在規定的時間進行練習，每一次練習也盡量規定靜坐的時間。

　　靜坐最好的時間是破曉、中午及傍晚。據古人的經驗，這3個時段是最容易入靜且效果也是最好的。其中破曉要比其他2個時段還要好，被稱為「Brahma-muhurta」，意思就是神聖的時刻。再者，從身體方面來看，

破曉時也有值得考慮的優勢。在一天的開始做心靈的練習，經由一個晚上的休息，頭腦清新，身體舒適，在此時專心練習，會最大可能得到精神的安詳之態及境界的提升。

有工作的人以早晨起床後和晚上就寢前各做1次為宜。假使每日只能做1次，也以早晨靜坐最好。

早起靜坐最好在起床上廁所之後，尤其是大便結束之後，因大便後氣易虛，靜坐可以大補元氣。有些人說我養成別的時間大便了，怎麼辦？教大家一個小訣竅，早上上廁所即使沒有便意，也要去，給自己大腦一個信號，這個時候是我排出體內有害物質的最佳時間，堅持一段時間這個好習慣就會慢慢定型，將來會受益無窮。

晚上靜坐可在沐浴之後，因為沐浴後氣血暢通，靜坐可加速血液運行。

練習靜坐的初期，請不要拿別人的標準來衡量自己，不要企圖靜坐很長的時間，務必以自己能完全專心地靜坐為依據來訂定靜坐時間，這樣才比較實際而有效率。當你得到更多經驗後，就可以延長靜坐時間，然後借著不斷地練習，使靜坐變成每日生活的一部分。

開始練習的時候每日抽出些時間，靜坐2次，每次漸漸由10分鐘增至20分鐘，再由20分鐘加至30分鐘，如果經常一坐能夠坐30分鐘，大約3個月後身體和精神就會產生明顯的變化。

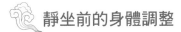 靜坐前的身體調整

　　靜坐的時候除非身體有疾患，否則應盡量學習盤腿，盤腿可以縮短血液回流時間，心容易入定。常看到有人在公園運動之後，端坐於石上或椅上，兩腿垂下來，雙目緊閉，這樣的靜坐通常效果不佳，極難得到入定功夫，因身心有連帶關係，若四肢縮，心必寧；四肢舒；心必散；其心不易入定。

　　本來真正練習靜坐的人行走坐臥，出入往返都是能夠進行正常練功的，但是對於初學者一定先要定下來，把腿能夠盤起來，身體定了，心逐漸就能定了，否則容易胡思亂想，最後功虧一簣。

選擇一位好的靜坐老師

　　選擇一個好的靜坐老師是一件很重要的事情，雖然要找一位合適的、好的靜坐專家並不是這麼容易。

　　佛教在講到修行的法門時，提修行的法門是千千萬萬的，並不拘泥於一種。這裡面就提到人有各自不同的特性與天賦，一位好的老師，能根據每一位學生的特性為他制訂合適的方法，並且與他一同觀察靜坐的進度、評估靜坐的效果。當然，多多閱讀靜坐類書籍或與同道經常交流靜坐的經驗，也是一條很好的途徑。

　　選擇了一種自己適合的方法就像找到了一條適合自己的路，接下來就沒有必要惴惴不安地去修正，而是能勇猛精進地前進了。

在合適的靜坐環境中沉浸身心

在寺院禪堂修習過靜坐的人都會有感覺，那裡的環境非常適合靜坐修行，而且在這種環境中效果特別好，那麼普通人練習靜坐的時候是不是也要選擇環境呢？答案是肯定的。

靜坐的地點應清淨、不骯髒

基本的靜坐環境是清淨、不骯髒。在人群聚集的地方，比如學校、醫院、菜市場、夜市等嘈雜之處，還有蚊蟲、蛇類、螞蟻、爬蟲類出沒的地方都不適合練習靜坐。

當然所謂的清淨不是絕對的，而是相對的靜，因為在現在都市中想找到很靜的地方也不是一件容易的事情，但是很多事情事在人為。

比如我們在裝修房子的時候可試著在靜坐的房間加上隔音的裝置，這樣就能夠將自己和嘈雜隔離開來，刻意設計一種適合的安靜環境。

比如古人的房間和廁所是分離的，而現在的人們住在樓房中，廁所就在屋子裡面，在靜坐的時候很難不受到廁所的影響，這時我們要盡量做到不面對廁所，也不要正好背對著廁所。

房間的裝飾應利於心情祥和平靜

　　房間千萬別裝飾一些鬼怪和動物骨頭之類的裝飾品，也不要裝飾帶有很強烈的色情、恐懼或邪惡的啟發性思維的圖案和文字，不然你或多或少會受到那個環境的干擾，而且這種干擾是負能量的。因此要想得到健康、平安、吉祥、和諧，屋子裡的裝飾物就應該是平安、吉祥、諧和、健康、順暢等充滿正能量的物件。

　　想獲得吉祥，就要去接近吉祥，每天都要面對著吉祥。什麼叫吉祥呢？吉祥的神，吉祥的人，都是你應該面對的，它會自然而然地給你帶來吉祥的感覺。所以我們的家裡面可以養一些金魚或者種一些有益身體的花花草草，這樣能夠使我們的心中充滿活力和綠色；同樣我們也可以裝飾一些名人字畫或者精美的藝術品，以使我們的心更加的沉靜。這些東西看起來是小事，但是久而久之就會寧靜我們的心情，使我們在靜坐中能夠盡快地進入狀態。

 ## 靜坐房間大小應適中

　　接下來講靜坐環境的合理性，合理性是指靜坐房間的空間大小。

　　首先房間不能太小，如果空間太小，窗戶閉得很緊，一點也不透氣，要想讓屋子裡面隨時充滿對身體有益的新鮮空氣就是一件大問題，至少你呼出的污濁之氣，又被吸進來了。所以屋子很小，睡覺的人早晨起來

的時候會覺得屋子很臭，對不對？這就是重覆的呼吸，使原來清新的空氣變髒了，渾濁了，所以在這樣的屋子睡覺的人早晨起來第一件事要先打開窗子透透氣。

那麼，靜坐的房子是不是越大越好呢？也不對。假如把人比作一個能量體，愈大的房子，會消耗人體愈多的能量。當一個人用了過多的能量去填充一個大房子的空間時，對於身體自然是不利的。身體能量消耗多了，自然就會使體質變弱，隨之而來的身體健康問題、工作狀態不佳問題等等，就可能導致判斷力下降。

很多人選擇臥室作為靜坐的房間。現代建築研究人員總結出來的結論是：臥室在15平方公尺左右，不要超過20平方公尺為好。臥室是人們得以休息和補充能量的地方。它的好壞，直接影響著人們的體能和精神狀態甚至工作效率，同樣也對靜坐能不能夠出效果有著直接影響，所以房間大小甚為重要。

靜坐時一定要注意避風

避風是少林寺禪修時時都要注意的原則。

避風，避得最緊要的叫穿堂風。你坐的位置，前面一個門縫，後面一個窗口，一旦打開，形成對流，這個風就像一條蛇一樣不斷地在穿行，避之不及，非病不可。

背靠窗戶靜坐和睡覺，對身體也會造成很大的傷害。因為這個時候

我們的身體防禦機制處於最弱的狀態，最容易受到外來邪氣的侵襲，其中風為百病之長，會率先攜帶寒、濕等致病因素使我們身體受害。這時候我們身體的膝關節、後腦勺、腰部都是容易被侵襲的地方，靜坐的人一定要慎之又慎，防止留下後患。所以，靜坐的時候，建議在膝蓋等處放一塊蓋布。

為了避風，衣服的厚度、屋裡的溫度要適中。不可以過熱，也不可以太冷，一般稍微冷點倒問題不大，就怕過熱，想要透氣的時候，不小心就會被風侵入，從而得病。

靜坐中非常講究的五事調和之一

　　靜坐過程中非常講究五事調和，也就是五個需要特別注意和加以專門練習的地方，分別是調飲食、調睡眠、調身、調息和調心。在這一節先談調飲食和調睡眠。

調飲食

　　吃是我們身體從外界攝取能量的重要行為，人是鐵飯是鋼，一頓不吃心發慌，所以要想在靜坐中產生好的效果，平時對於飲食要特別注意。

　　歸結起來，靜坐練習期間在飲食方面有6個必須要注意的地方。

　　第1是不要吃得過飽，過飽會使腸胃呈現出脹滿的狀態，令人血脈賁張，呼吸不能均勻，身體感覺沉重笨拙，全身的經脈運行受到阻滯。大腦因為血液大量分布在消化系統，自身缺少氣血而出現昏沉閉塞的狀態，或者出現異常的亢奮狀態，坐立不安，心煩意亂，難以進入清淨的狀態。

　　第2是與過飽相反的飲食過少，這個少是一個相對的狀態，吃飯適可而止，但是也不要長時間饑餓，饑餓過度，體內能量攝入不夠，就會造成身體的羸弱，精神不足，意識不清晰，思慮無法穩定。

第3是飲食要清淡，不要過量攝入一些刺激性的食物比如辛辣、煎炸、油膩、腥葷之品，這些食物會使人體氣血紊亂，導致頭腦昏沉，難以進入靜坐要求的狀態，而且容易使人的情緒難以控制。

第4個要注意的是飲食不宜。對於一些可能會對身體造成損傷的食物盡量避免食用，比如有皮膚病還吃海鮮類的食物，肯定會將陳年老病誘發出來。

第5個需要注意的是定時吃飯，就是吃飯要有規律。比如人一日三餐本來有一個固定的進食時間，你卻常太早或太遲，或是少一餐、二餐，或是成了一日四餐、五餐，都是不定時定量。不定時定量的壞處很多，經常吃飯不規律，一餐食量必然大增，造成胃腸道負擔過重，導致胃潰瘍、胃炎、消化不良等疾病；饑餓時血糖降低，會使大腦出現障礙，產生頭暈，注意力不集中、記憶力減退、易疲勞等反應，甚至影響大腦功能，導致智力下降。此外，經常不吃飯，膽囊不收縮，長期下去就容易生膽結石，而且對於脾胃的損傷也非常大，甚至會造成胃黏膜的損傷、潰瘍等。

第6是忌臨睡夜食。這個在現代社會生活中非常常見，就是晚上睡覺前大吃特吃，這個對身體的損害是顯而易見的，時間越長，腸胃受到的損傷越大，久而久之我們攝入能量最關鍵的部分就受到了影響，在這種狀態下不生病才奇怪。

以上這六種飲食的不良習慣不但影響身心的健康，而且會直接阻礙我們靜坐的效果，所以我們在平時的飲食中要注意飲食清淡；定時進食，不隨便吃零食；飲食以適量為度，不使自己因為貪戀美食造成飲食過度。

最後，靜坐練習中對食物的選擇也有一定的原則，在本書將有專門

講述。

 調睡眠

　　人的一生當中有1/3的時間在床上睡眠，所以良好的睡眠在靜坐當中也是很重要的一個部分。

　　不正確的睡眠通常有兩種。

　　首先是睡眠過多。這會造成我們本該利用大好的時光對身心進行調整的，結果白白浪費在床上，實在可惜。

　　與之相反的是睡眠過少，沒有足夠的睡眠時間，白天消耗的能量就不能得到有效的修補，從而造成精神倦怠，疲乏無力，久而久之會對身體造成極大的損傷。

　　從細的角度來講調睡眠還可以分為：吃過飯以後不宜馬上睡覺，這個比較常見於午飯後，時間長了會嚴重影響消化功能，而且睡覺以後大腦不但不會覺得清醒，反而會覺得昏沉倦怠。剛剛吃完飯睡覺當然不對，其實餓著肚子睡覺也是不對的，本來就餓得沒有力氣，睡一覺以後會更餓得前心貼後心；躺到床上以後不是積極入眠，而是滿腦子都是雜事，也會很影響身體健康。

　　在這裡還要說一點，在佛教修行中很多老師父能夠做到不倒單，就是不躺在床上睡覺，很多練習靜坐的人會覺得很高明，但是對於初學者，我的建議還是好好睡覺，好好靜坐，不要沒學會走路先學跑，那樣是會摔

倒的。

　　對於靜坐調睡眠要有一個清楚的認識，既不能懶惰貪睡也不能過分強求效果而不睡，保持一個不偏不倚的狀態，學會該睡覺時能夠很快入眠，該清醒時能夠很快清醒，這樣子才能夠使我們陰陽分明，身心健康。

　　關於如何調睡眠，後面將有專文描述。

靜坐中非常講究的五事調和之二

　　靜坐的五事調和，前面講過調飲食和調睡眠，接下來要講另外三事：調身、調息、調心，這三種其實是密不可分，不能分開來講解的，因此要另闢一節來談，因為在靜坐時，身、息、心三者有緊密的互相連帶關係。但靜坐練習的次第上，有前中後方法的不同。先調身，再調息，再調神，最後三者緊密結合在一起，就是靜坐最應該做到的。

調身

　　現在，先來談調身，調身可以分成靜坐的姿勢和步驟兩個部分。

　　靜坐的姿勢有三種。第一種叫做雙盤：佛家也叫做全跏趺。先盤左腿，令左腳指置於右腿上，再將右腿置於左腿上，兩膝貼著坐墊；身體朝向正前方，稍縮下顎，使鼻和臍相對，垂肩，含胸，拔背，尾閭中正，變成不曲不聳的姿勢。其次，兩手交疊，以左手掌置右手掌上，兩拇指微微相接，置於右腳上，牽來近身。然後，兩唇合攏，舌抵上顎；兩眼輕閉，以遮斷外在光線。將來等到雜念少了以後逐漸過渡到眼觀鼻、鼻觀心。

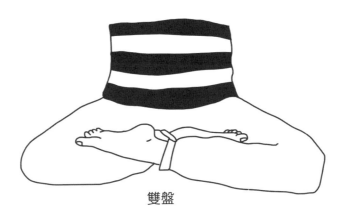

雙盤

第二種叫做單盤：佛家又叫做半跏趺。方法如同全跏趺，但盤左腿，右腿內縮，右腳跟貼緊會陰穴。會陰穴的位置在前後二陰中間。

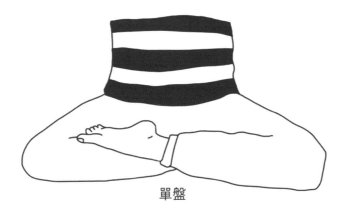

單盤

第三種叫做散盤：關節僵硬活動度差的人或老年人，可以自由盤坐，甚至可以坐在椅子上，雙腳垂下。

靜坐的姿勢最要緊的是立身端正，身首四肢切勿搖動，或者重心不穩，前俯後仰，左右扭曲，或脊骨四肢過緊或過鬆。

靜坐調身可分成五個步驟：

（1）寬衣解帶，取出身上束縛性的東西，如眼鏡、手錶、項鏈、腰帶等。最好是在靜坐前，換上寬鬆舒適的衣服。

（2）坐在坐墊上，將身體活動，舒筋活血。

（3）一步一步調整姿勢。（在「靜坐：練習篇中」會詳細講解）

（4）開口出氣，綿綿而出，再閉口，鼻納清氣，連續3次。

（5）舌抵上顎，兩眼輕閉。

調息

調息就是調節呼吸的意思。呼吸是生命的特徵，人在一定的時間內不吃飯、不喝水、不睡覺還可以保持生存狀態，但是如果不呼吸，就會在極短的時間內喪失生命。對於靜坐來說，呼吸的次數、輕重能直接影響心的安定與否。也就是說，正常狀態下，呼吸次數愈多，心的安定性便愈低，呼吸愈慢，心的安定性便愈高。因此，調和呼吸，使其達到入禪定的需要——定心，便成為非常重要的事了。

調息可分成呼吸的相狀和調息法兩部分，先談相狀，再談調息法。

關於呼吸的相狀，分為四種：

（1）風相。是氣息最大最粗的相狀，即呼吸時鼻子發出像風吹拂的

聲音，自己或旁人都能聽得見。

（2）喘相。喘是喘氣，雖然無聲，但呼吸結滯不順暢。

（3）氣相。氣是氣粗，氣息不細的意思。雖然無聲，呼吸不結滯，但氣息出入仍舊粗而不細。這三種均為不調相。另外，尚有一種是坐時覺身中滯礙脹滿，仿若氣悶，或覺得胸口不暢，此是調息方法有誤，或坐姿不正確，或心中急躁、情緒不穩所致，應該用調息方法當以對治。

（4）息相，息調的相狀是無聲，不結滯不氣粗，息道的出入綿綿密密，若存若亡，這時的神態安定祥和，情緒愉悅輕鬆。

對於以上四種呼吸的狀況，最適合靜坐的就是息相，它最容易使我們進入到定的狀態當中去，從而發顯般若智慧。

其他幾種，比如風相，風是最大的氣息，不適合用來做調息的依據，否則便會氣息散亂，難以調節；喘相中氣息大小不定，不容易配合調息法，如果著意調息的話，將使結滯的情況更加嚴重，甚至造成氣鬱的病症；氣相中的氣是粗氣，也是靜坐所要摒棄的。

能夠在靜坐中正確地呼吸並不是一件很容易的事情，所以我們才會在靜坐中著意地進行調整，那麼，如何進行調整呢？

盡量把意識放在丹田部位，但是不要過分刻意，要努力做到綿綿守之，就是把心輕輕放在那裡；身體四肢放輕鬆，使其感覺自然而不受拘束，同時要保持端身正坐，而不是散漫不收。在以上狀態下，觀想氣息走遍全身，由毛孔出入，仿若通暢而毫無障礙一般。

三法具足，能使氣息由粗入細，這時氣息的出入即是綿綿密密，仿若有，又仿若無，成為不澀不滑的相狀。氣息調和了，便不會生出許多的

病患，而且心也容易得定，這是靜坐初入定的狀態，在這種狀態下用心就被稱作是調心了。

 調心

在三調當中調心是最難以操作的，調心即是調伏緣慮妄想的心，使其清淨，顯現無妄不變的真心。失去控制的心有如一隻躁動的猴子，無意識地跳上跳下。你必須學習去控制它，不要隨它到處亂跳，而是把它拴下來，然後讓它自己精疲力竭而消。這麼一來，最後你便能感受寧靜。

仔細觀察，我們會發現心所以不調的原因，不外有六種情形：

（1）平時對自己的慾望很少進行克制和收攝，放任自己的軀體和精神屈服於自己的慾望，所以在靜坐的過程就會雜念叢生、漂浮不定，不能夠進入到專一的狀態，這叫做心浮相。

（2）勞損過度，這裡面分為體勞和房勞，過度勞累奔忙會使身體十分疲累，從而沒有精力好好練習靜坐；而房事過多，縱慾過度，等到練習靜坐的時候，會心神昏沉，這些被稱做心沉相。

（3）平日喜歡貪睡，甚至晚上不睡覺，早上睡到中午，日夜顛倒，這樣就會造成四體不勤，行止懶散，等到靜坐時，肢體鬆弛，精神萎靡，這叫做寬相。

（4）平時對周圍人和事抱有怨恨之心，這個在佛家叫做嗔心。嗔心過重，在靜坐的過程中就會產生怨恨，導致氣急筋縮，致生鬱悶病痛，這

叫做急相。

（5）平日心神不寧，處事急躁，或容易擔驚受怕，等到靜坐的時候，心生恐怖，易受驚嚇，或呼吸不暢，或坐立不安，這叫做浮中急相。

（6）平日勞動或者用腦過度，身心又不調和，等到靜坐的時候，心神昏沉，頭好低垂，身體姿勢不端正，喜歡鬆鬆垮垮，坐的時間一長，甚至會流口水，這叫做沉中寬相。

靜坐時，若心好飄動，如長江波浪，前滅後起，絡繹不絕時，應當把心念向下，集中注意在臍中或下丹田，心既下沉，則輕浮的亂想可制伏，心即定住，易於安靜。這是對治心浮相的極佳辦法。

若靜坐稍久，感覺心念昏暗欲睡，頭漸漸向下低垂，這時應當略振精神，挺起脊梁，提起意念，把意念集中注意到鼻端或眉心上面去，則昏暗的心可制伏，這是對治心沉相的辦法。還有一種治心沉相的辦法，即出聲朗誦一句詩或名言，並將眼光放遠一點，略搖動身體或長息吸入清氣，則心沉相亦可止住。

總而言之，要心不浮不沉，才是心的調和之相。

具體的調心方法，我們將貫穿在「靜坐：練習篇」中詳細講述。

身心柔軟的練習

　　身心柔軟的練習對靜坐來說意義重大，即使不練習靜坐，經常進行身心柔軟的練習對於身心改變的意義也是顯而易見的。

　　曾經有一位獵人去拜訪心中仰慕已久的大學者，沒想到這位學者正和家人在盪鞦韆，玩得不亦樂乎。

　　獵人很奇怪，為什麼這樣一位治學嚴謹的人會浪費時間做這種遊戲？

　　學者問他：「你背上的弓為什麼不把弦扣上？」

　　獵人回答說：「如果一直扣緊，弓弦就會失去彈力。」

　　學者接著說：「我和家人盪鞦韆，理由也是一樣。」

　　人的身心與弓弦一樣，承受的負荷是有限的，如果一味地加壓，必然使自己的身心超出負荷直至崩潰，特別是隨著現代社會生活節奏的緊湊和競爭的加劇，煩惱和焦慮幾乎成了每個人都有過的情緒感受。因此，鬆開緊張欲斷的弦，讓身心變得柔軟，自然會心情舒暢，快樂健康。

　　具體來說，身心柔軟的練習一般分為兩個部分。

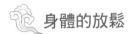 **身體的放鬆**

　　第一個部分是我們要學會放鬆自己的身體。把我們平時僵硬的身體鬆弛下來也是一件很不容易的事情，這需要我們加入一些訓練的技巧。

　　講技巧之前，先來了解一下我們為什麼會不由自主地緊張呢？

　　因為人的腦神經系統及內分泌作用的整個設計，是讓人類過自然生活，要與各種危險及野獸搏鬥，使人身心隨時處在警戒狀態的設計，只有眼明手快及活用肉體的力量才能取得食物。然而這種設計在現代生活裡的必要性已經在弱化。例如：當我們肚子餓時，可以到超級市場買東西吃，不須像原始人要經一番的搏鬥才能獲得食物。天氣冷了就多穿一件衣服，不須像原始人一樣，躲在山洞裡挨餓受凍。也不須和其他的人為爭一個山洞，拼得你死我活。然而儘管現代人的生活跟原始人發生了翻天覆地的變化，但是神經生理的作用，在深層意識裡的警覺性，也就是遇上危險時的反應模式仍與原始人相同，同樣都是心跳加快，呼吸急促，身體緊繃，而且在遇到壓力時不自覺地就會緊張焦慮。

　　這套一直存在的反應設計，對我們現在的處境來說，很多時候是不必要的，所以放鬆就成為轉變我們身心使之適應現代生活的必備功課。例如：有一件工作必須限期完成，限期完成不需要緊張焦慮，也不須要胃，只要去做就好，但是當我們一聽到限期完成，身心緊張的反應立即出現，似乎成了必然的一種現象。這時我們該怎麼做呢？原始人是學習逃跑或直面肉搏，而現代人就是學習如何放鬆。下面介紹幾種簡易的自我放鬆法：

1. 臥式法

放鬆時，站、坐、臥的姿勢都可以，但以臥式為佳，因為人類已經習慣躺著睡眠。睡眠是一種放鬆活動，所以人一躺下便感到輕鬆很多。臥時最好是仰臥在床上，將四肢伸展放平，使其有舒適感覺，同時閉上眼睛並配合深、慢、均勻的呼吸，這個方式在瑜伽練習上也有體現，叫做「攤屍式」，用來幫助放鬆。

2. 想像法

想像一個你所喜愛的地方，然後把思路集中在所想像的事物上，並逐漸沉浸在其中，由此達到精神放鬆。例如，想像自己躺在水清沙白的海灘上，沙子細而柔軟，感到溫暖而舒適；陽光照在全身，身體感到暖洋洋的；海浪不停地拍打海岸，思緒隨著節奏飄蕩，湧上來又退下去；輕緩的海風吹來，又離去，帶走了心中的思緒；整個身體變得平靜，心裡安靜極了，周圍好像沒有任何東西，自己安然地躺在大自然中，非常輕鬆，十分自在。

3. 腹式呼吸法

平躺，身體自然放鬆，緊閉雙眼。呼氣，腹部鼓出，然後緊縮腹部；吸氣，放鬆，使腹部恢復原狀。正常呼吸數分鐘後，再回復腹式呼吸。

4. 伸展法

每天空出適當的時間，伸展一下自己的身體，並注意放鬆、緩慢、連續地鍛練，在每一個充分伸展的部位停頓10～30秒。伸展時不要把它當作一項運動，因為與力量和耐力鍛練不同，伸展本質上應是不費力的。

伸展對消除緊張十分有益，可以使全身肌肉得到放鬆。在肌肉的放鬆上，常規的操作又分成兩種：

（1）簡易式及進階式鬆弛法。

簡易式是將身體分為頭面、胸腔、胃部、腰腹、大腿、膝蓋、腳掌7個部位進行放鬆運動。

進階式是將身體分為頭頂、眼睛、嘴巴、喉嚨、胸口、胃部、腰部、肚臍、下腹膀胱、臀部、二陰、大腿、膝蓋、小腿、腳踝、腳底16個部位進行放鬆運動。

由上到下逐部位鬆弛5遍算一輪，每次至少做3輪。

練習時吸一口氣，然後專注部位並默念部位名稱。呼一口氣然後隨順呼吸轉向掌心專注並且默念「鬆」。每一個部位連續「吸守呼鬆」做3次。倘若靜坐中自覺身體緊繃、沉悶、亢奮或難受，應當返回本步驟再做，直到鬆弛為止。

初學者可先將簡易式練熟後再練進階式最後練三段鬆弛法，讓自己全身筋骨、肌肉達到整體的調達。

（2）三段鬆弛法。

第一段：前身體位自頭頂→前額→眼鼻→前頸→胸口→胃部→肚臍→下腹→大腿→膝關節→小腿→腳踝→腳背→腳趾，最後專注大腳趾外側

的隱白穴。

　　第二段：後身體位自頭頂→後腦→枕部→後項→背胛→脊椎中間→腰際→雙臀→大腿腹→膝蓋窩→小腿腹→腳面→腳底，最後專注在腳心湧泉穴。

　　第三段：側身體位自頭側→頸側→肩頭→上臂→肘關節→小臂→手腕→手掌→十指，最後專注在中指的中衝穴。

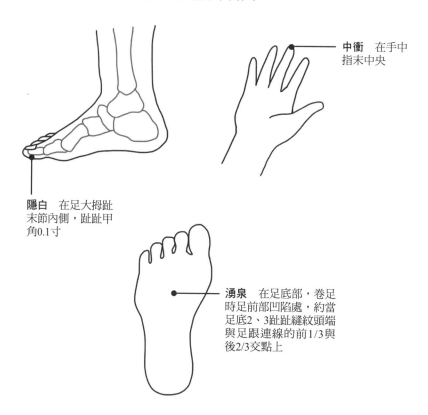

中衝　在手中指末中央

隱白　在足大拇趾末節內側，趾趾甲角0.1寸

湧泉　在足底部，卷足時足前部凹陷處，約當足底2、3趾趾縫紋頭端與足跟連線的前1/3與後2/3交點上

三段鬆弛法必須搭配呼吸和默念部位名稱。吸氣專注部位並默念名稱。吐氣默念「鬆」同步放鬆部位並轉移專注於下個部位。最後在停止部位上輕輕專注連續做3個呼吸。完成一段後再換另一段。三段全部完成後專注丹田（女性專注於肚臍）連續做3個呼吸。

有很多人覺得身體放鬆以後就沒有必要重覆進行身體放鬆的練習，而是直接進入心理放鬆的環節，其實這是一種誤區，身體的放鬆首先具有反覆性，就是你現在覺得放鬆了，可能在另外一個環節就又會緊張起來，另外放鬆是有程度性的，就是你現在的放鬆可能是淺層次的，真正深層次的放鬆、細化的放鬆是需要不斷去練習的，這一點很重要。下面再教大家一個比較細化的身體放鬆的操作流程，堅持練習，獲益無窮。

5. 十七步身體放鬆法

首先，讓我們靜靜地躺在床上，想像全身就像一灘融化的冰。

（1）右拳。握起右拳，前臂向肩部彎曲。現在將拳頭攥得緊一些，再緊一些。開始感受拳頭和整個手臂開始變得越來越緊張的感覺，再感受一下這些緊張（感受5秒）。

現在鬆開拳頭，放鬆的右手及手臂放到床上。去感受一下右手及整個右手臂放鬆後的舒服感、沉重感和虛無感，再仔細感受一下沉重和舒服的感覺（感受5秒）。

（2）左拳。與右拳相同，唯動作相反。

（3）雙手掌。將雙手掌盡量張開，感受一下這些緊張，再感受一下這些緊張（感受5秒）。現在放鬆緊張的手掌，去感受一下整個手掌放鬆

後的舒服感、沉重感和虛無感，再仔細感受一下沉重和舒服的感覺（感受5秒）。

（4）肩部。聳起你的肩膀，向耳部靠攏，感受一下肩部的緊張感再感受一下這種緊張（感受5秒）。

現在讓肩部放鬆。注意感受肩部放鬆後的沉重和舒服，再仔細感受一下沉重和舒服的感覺（感受5秒）。

（5）眼睛與額頭。現在閉上眼睛，使勁閉眼（感受3秒），然後放鬆感受眼睛放鬆的感覺。然後皺起你的前額和眉頭，緊閉你的雙眼，感受一下額頭及周圍肌肉的緊張（感受5秒）。

現在放鬆你的額頭及周圍的肌肉，注意感受這些部位放鬆的沉重和舒服，再仔細感受一下沉重和舒服的感覺（感受5秒）。

（6）舌頭和咬肌。將舌頭使勁伸出口腔（感受3秒），接著收回，感受舌頭放鬆的感覺；然後將舌頭卷成筒狀（感受3秒），接著放鬆感受舌頭放鬆的感覺；現在咬緊牙關，讓你的肌肉收緊起來，並將嘴角向後移動，去感受一下肌肉的緊張，再仔細感受一下這種緊張（感受5秒）。

現在放鬆這些部位，去感受一下放鬆後沉重和舒服，再仔細感受一下沉重和舒服的感覺（感受5秒）。

（7）緊閉嘴唇。現在將嘴唇噘起，感受一下嘴部周圍肌肉的緊張，再仔細感受一下這種緊張（感受5秒）。

現在放鬆這些肌肉，重覆感受一下嘴和整個臉部肌肉的放鬆。你的臉像你的拳頭一樣放鬆了嗎？（感受5秒）

（8）頭部。現在將頭向床上用力地靠，你會感受到頭皮和後頸部的

緊張，再仔細感受一下這種緊張（感受5秒）。

現在放鬆頭部、後頸部，感受一下頭部、頸部放鬆後的沉重舒服感。你的頭部、頸部會變得越來越沉重、越來越舒服。再仔細感受一下這沉重和舒服的感覺（感受5秒）。

（9）前頸部。現在將下巴向胸靠，頭向前伸，看看能否將下巴接觸到前胸，感受一下下巴和頸部肌肉的緊張，再仔細感受一下這緊張的感覺（感受5秒）。

現在放鬆頭部、頸部，感受一下下巴、頸部肌肉放鬆後的沉重和舒服，再仔細感受一下這沉重和舒服的感覺（感受5秒）。

（10）背部。現在將你的背向後彎曲，挺出胸部和腹部。你能感受到背部的緊張嗎？感受一下這種緊張，再仔細感受一下這緊張的感覺（感受5秒）。

現在放鬆你的背部，讓它沉沉地壓在床上，去感受一下放鬆後背部的沉重和舒服的感覺，再仔細感受一下背部的沉重和舒服的感覺（感受5秒）。

（11）胸部肌肉。現在做一次深呼吸，讓空氣充滿你的胸腔，憋住這口氣，去感覺一下胸部肌肉和腹部肌肉的緊張，再仔細感受一下這種緊張的感覺（感受5秒）。

現在放鬆、自然地呼出空氣，感覺一下放鬆後胸部及腹部的舒服，再仔細感受一下這種鬆弛、舒服的感覺（感受5秒）。

（12）腹部肌肉。現在將注意力放在腹部，繃緊腹部肌肉，去感受一下腹部肌肉的緊張，再仔細感受一下這種緊張的感覺（感受5秒）。

現在放鬆你的腹部，去感受一下放鬆後腹部肌肉沉重和舒服，再去仔細感受一下這些感覺（感受5秒）。

　　（13）臀部。現在努力收緊臀部肌肉，向床上壓。仔細感受一下臀部肌肉的緊張（感受5秒）。

　　現在放鬆那些肌肉，感受一下放鬆後肌肉的鬆弛和舒服。你會感覺到臀部越來越沉重、越來越舒服地向床上壓去。再仔細感受一下臀部的沉重、舒服的感覺（感受5秒）。

　　（14）右腿。向上30°抬起你的右腿，去感覺一下大腿肌肉繃緊，再仔細感受一下大腿肌肉的緊張（感受5秒）。

　　現在放鬆右腿到床上，仔細去感受大腿放鬆後的沉重、舒服，再仔細感受一下大腿肌肉沉重、舒服的感覺（感受5秒）。

　　（15）左腿。與右腿相同，唯動作相反。

　　（16）右腿。現在注意你的右小腿和腳。將右腳尖盡量朝上勾，使你的小腿肌肉繃緊，好像有一根線正在向上牽拉你的腳尖。現在仔細感受一下小腿肌肉和腳部的繃緊，再去仔細感受一下這種緊張（感受5秒）。

　　現在放鬆右腳及右小腿，去感受一下放鬆後肌肉的鬆弛和舒服。你會感覺到你的腳和小腿變得越來越沉重、越來越舒服地向床上壓去。再去仔細感受一下這沉重、舒服的感覺（感受5秒）。

　　（17）左腳。與右腳相同操作，唯動作相反。

　　以上對放鬆的練習每天進行1次，每次30分鐘（在30分鐘內從頭到腳去不斷循環地去感受緊張與放鬆的訓練）。

　　如此練習21天。也就是說，需要完成21個30分鐘的量。當你練習的

「量」達到了，你也就掌握了主動控制身體各部位肌肉進行放鬆的技能。

心理的調適

我們談身心柔軟，不僅僅是身體鬆弛的訓練，因為生理的反應和心理狀態息息相關。當我們很在乎很掛念一件事物卻又沒有辦法處理時，內心裡就會產生矛盾和衝突，這時即使身體得到片刻的放鬆，很快又會開始緊張，因為事情還擺在那裡沒有解決，以必須從心理上下手，這才是根本的辦法。

從身體的柔軟擴充到心理的柔軟，不是消極的軟弱、無力、無奈，而是剛柔並濟的。我們的心要像學習太極拳中的推手一樣，當打擊力量從一側來，不直接對抗，而是以四兩撥千斤的功夫，將力量化掉。

一個會游泳的人掉入水中並不會產生恐懼的心理，因為他知道只要全身放鬆就能浮上來，但是一旦緊張，肌肉僵硬，就會開始往下沉。我們的人生其實也是這樣，本來我們是和大自然融為一體的，但是因為我們缺乏自知，所以我們緊張僵硬，我們自己產生的各種所謂的主見是我們將自己和自然排斥開來，於是大自然本身賦予我們的潛能被掩蓋起來，反而是最不應該表現的東西袒露出來了——緊張、焦慮、貪婪。這些情緒表現出來的是僵硬的，是和我們的本心越來越遠的。

如果我們具有般若智慧，就會發現所有的事情歸結起來就是兩個字：因緣。有因就有果，看起來毫不相干的事情，其實中間都有千絲萬縷

的聯繫，這中間的奧妙是我們靠一己之力難以去理解的。因此我們所能做到的就是與整個社會、整個環境完全融合起來，將我們僵硬的身心柔軟下來，將我們高高抬起來的頭顱像成熟的麥穗一樣垂下去，看起來是柔軟，其實是柔中帶剛。

一個身心柔軟的人，不見得是一個沒有能力的人，他有能力做事，但他順著因緣做事：是這樣的因緣就做這樣因緣的事，不要想做別人，不要抗拒自己的因緣。

放下抗拒，緊張就消除了，這就是放鬆的重點。

靜坐前的暖身動作

　　靜坐不但很講究五調，坐的前後也需要有暖身的動作，主要是以運動及按摩做輔助，以便於筋骨鬆軟、經脈暢通、身體舒適，即所謂氣和而後心平。

　　若身體缺少運動，生理機能便易於老化和感染病痛，暖身運動可使身體由緊張而鬆弛，從而得到更多的營養補給及休息的機會。練習靜坐，講求心念集中，氣息和順，而靜坐本身，就是修行的方法之一。所以我們對調身的方法，是要運動與靜坐並重的。

　　下面所教的運動，只需兩平方公尺或一個人身高的長度，乃至僅容身體坐下及站立的一小塊空間，也就夠了；不論男女老少，健壯衰弱，都可以安全的練習。

　　早上起床後，應先做一套簡易的暖身運動，再來靜坐，效果往往事半功倍，具體介紹如下。

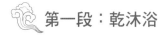 第一段：乾沐浴

1. 浴手

兩手合掌，搓熱左手，再緊握住右手背用力摩擦一下，緊接著右手緊握住左手臂用力摩擦一下。相互摩擦十幾次為佳。

手是手三陽經和手三陰經交匯的地方，所以，乾沐浴從手做起。

2. 浴臂

右手用力從左肩沿左手臂內側由上向下擦，然後再沿手臂外側由下向上擦到肩膀。如此往復共擦十幾次為佳，接著換用左手如上法擦右手臂十幾次。

臂部是經絡脈絡的要道，盡量按照經絡的走向進行擦拭，效果最佳。

3. 浴頭

浴頭分為幾個部分。

（1）開天目。用大拇指指面按於印堂穴皮膚，再以前臂帶動手指，自下而上，做雙手交替、有節律的抹法。雙手共20次，注意力量宜輕柔，以前額皮膚不變紅為前提。

（2）推前額。用雙手大拇指指面按於前額正中皮膚，以指根帶動指尖分別向左右兩旁抹，至眉梢處再推回前額中央。注意力量不宜過大。

（3）點按攢竹穴、魚腰穴及太陽穴。用雙手拇指指端持續用力點按攢竹穴、魚腰穴、太陽穴，持續數秒或半分鐘。如頭痛、頭暈、昏迷不清可適當加力；如失眠則不宜用力，應以輕揉為佳。

（4）點按四白穴及迎香穴。用雙手拇指指端持續用力，點按四白穴、迎香穴。如眼痛眼澀可重按四白穴，如鼻塞流涕可重按迎香穴。持續數秒或半分鐘。

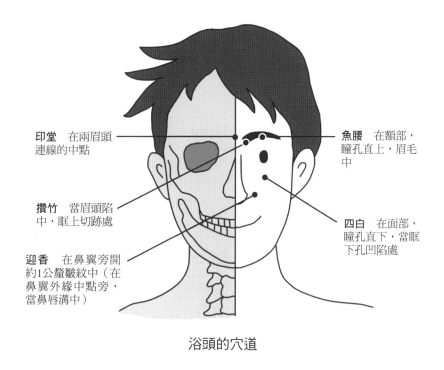

印堂　在兩眉頭連線的中點

攢竹　當眉頭陷中，眶上切跡處

迎香　在鼻翼旁開約1公釐皺紋中（在鼻翼外緣中點旁，當鼻唇溝中）

魚腰　在額部，瞳孔直上，眉毛中

四白　在面部，瞳孔直下，當眶下孔凹陷處

浴頭的穴道

（5）疏通經絡。用雙手大拇指指端沿頭部經絡線依次點按。自頭髮髮際前沿正中開始到髮際後沿正中為正中線；正中線旁開一橫指為第二

線；自額角處開始，平行於正中線至髮際後沿為第三線；自太陽穴開始繞耳郭至髮際後沿為第四線。如遇痛點可適當做局部的反覆彈撥，輕重以患者能承受為準。

（6）梳頭櫛髮。雙手十指彎曲，從前至後做梳頭的動作。重覆操作5～10次。此動作建議練習者可經常自行操作，有助於緩解各種頭部不適。

頭為一身主宰，是諸陽所會，百脈所通，浴頭可以促進諸陽上升，百脈調和，氣血不衰，可使人面色紅潤，不生皺紋，既預防腦梗塞，又引血上升，防止脫髮。

4. 浴眼

兩手輕握拳，將大拇指包在其餘四指之內，用食指橈側端分擦兩上眼皮各10次。然後用兩拇指分按兩側太陽穴旋轉揉動10次，再向相反方向揉動10次。最後，用右手拇指和食指捏住兩眉頭中間部位，轉動十幾次，與此同時，用左手從後頭髮際向下撥到項部10次，換手重覆同上動作。

浴眼可使眼部氣血暢通，保持眼部肌肉豐滿，眼瞼不下垂，對預防近視、遠視也有一定的作用。太陽穴附近毛細血管多，揉動此處可以抗風寒侵襲，有助於治療頭痛、頭昏。轉動兩眼中部，可使眼內虛火外泄，有助於防止眼疾。

5. 浴鼻

兩拇指微屈，其餘四指輕握拳，用拇指背沿鼻梁骨兩側上下往覆用

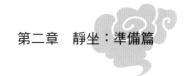

力擦10次（上擦到眼下部，下擦到鼻孔側）。冬天、氣溫驟降時可增加30次。有助於防止咳嗽、感冒、傷風。

6. 浴胸

先用右手掌按在右乳部上方，手指向下用力推到左大腿根部處。

然後再用左手從左乳部上方，手指向下用力推到右大腿根部處。如此左右手交叉進行10次（一左一右為1次）。

7. 浴腿

雙手先緊抱住左腿大腿根，用力向下擦到足踝，然後擦回大腿根。如此上下來回擦10次（一上一下為1次）。擦右腿法同左腿，也擦10次。

腿是足三陽經和足三陰經的經絡要路，浴腿可防腿疾，增強行動能力。

8. 浴膝

雙手掌心緊按住兩膝，先一起向外旋轉10次，後一起向內旋轉10次。

膝關節是人體最複雜的一個關節，血管分布較少，故最惡濕懼寒，也易勞損，浴膝可以增高膝部溫度，驅逐風寒，靈活筋骨，防止關節炎等疑難雜症。

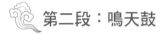

第二段：鳴天鼓

雙手掌心緊按兩耳孔，用兩手中間三指輕擊後頭枕骨（小腦部）10次。然後手指緊按後頭枕骨不動，掌心掩按耳孔後，再驟然抬離，這樣連接開閉十幾次。最後，兩手中指或食指插入耳孔內轉動3次，再突然撥開，這算1次，共進行3～5次。

後頭枕骨內是十二經絡的諸陽經聚會之所，又是小腦所在的部位，故輕擊可清醒頭腦、增強記憶，特別是早起、晚睡、疲勞之後效果更佳。兩耳內有前庭神經等直通大腦，通過開閉兩耳鼓膜震盪，可以加強聽覺，預防耳疾。

第三段：旋眼

端坐凝神，頭正腰直，兩眼向左旋轉5～6次，然後向前注視片刻，再向右旋轉5～6次，然後向前注視片刻。早晚做2遍，日久防治眼疾，效果奇佳。

第四段：叩齒

先心靜神凝，口輕閉，然後上下牙齒互相輕輕叩擊30多次。

牙齒不僅是骨的末梢，同筋骨有直接的關係，而且同胃、腸、脾、肝等也有密切聯繫，因此常叩齒有補腎壯骨、補益臟腑的作用。現代醫學認為叩齒可發揮咀嚼運動所形成的刺激，增強牙齒本身的抵抗力，而且能刺激牙齒和牙周組織的神經、血管和細胞，促進牙體和牙周組織的血液循環，增加牙齒的營養供應，因此能強壯牙齒，從而減少齲齒等牙周病的發生。

第五段：鼓漱

閉口咬牙，口內如含物，用兩腮和舌做漱口動作，漱30次。漱口時，口內多生津液，等津液滿口時，再分3次慢慢下嚥。久練津液自增。

此法可解毒、增強免疫、助消長，所以古人造字時取意「舌上的口水」為「活」字是很有道理的。

第六段：搓腰眼

雙手對搓發熱後，緊按腰眼，用力向下搓到尾閭部分，然後再搓回兩臂後屈盡處，這是1次，做30次。

腰眼位居帶脈之中，也是腎臟所在部位，最喜暖惡寒。本法可防治腎氣不足所引起的腰酸腰痛、尿頻、遺尿、尿失禁等，也可用於防治腎虛

陽痿、早洩、遺精及腰肌勞損等。無病者可以此保健養生。

第七段：揉腹

　　一般選擇在夜間入睡前和起床前進行，排空小便，洗淨雙手，取仰臥位，雙膝屈曲，全身放鬆，左手按在腹部，手心對著肚臍，右手疊放在左手上。先按順時針方向繞臍揉腹50次，再按逆時針方向繞臍揉腹50次。按揉時，用力適度，精力集中，呼吸自然。揉腹可通和上下，分理陰陽，去舊生新，充實五臟，驅外感之諸邪，清內生之百症。

　　現代醫學認為，揉腹可增加腹肌和腸平滑肌的血流量，增加胃腸內壁肌肉的張力及淋巴系統功能，使胃腸等臟器的分泌功能活躍，從而加強對食物的消化、吸收和排泄，有效改善大小腸的蠕動功能，可起到防止和消除便秘的效果，這對老年人尤其需要。

　　經常按揉腹部，可以使胃腸道黏膜產生足量的前列腺素，能有效地防止胃酸分泌過多，並能預防消化性潰瘍的發生。

　　揉腹還可以減少腹部脂肪的堆積。這是因為按揉能刺激末梢神經，通過輕重快慢不同力度的按摩，使腹壁毛細血管暢通，促進脂肪消耗，防止人體大腹便便，也有減肥效果。

　　經常按揉腹部，還有利於保持精神愉悅。睡覺前按揉腹部，有助於入睡，防止失眠。對於患有動脈硬化症、高血壓病、腦血管疾病的患者，按揉腹部能平息肝火，使人心平氣和、血脈通暢，起到輔助治療的良好作

用。

꒰ 第八段：搓腳心

　　雙手對搓發熱後，搓兩腳心，各80次。腳心的湧泉穴（見50頁），屬足少陰腎經。此經起於腳心，止於胸上部，是濁氣下降的地方，所以搓湧泉穴可導引腎臟虛火及上身濁氣下降，並能舒肝明目。熱水洗腳後順便使用此法，效果尤佳。

　　練習完上面的動作，靜靜收一下心神，喝一杯溫開水，正式開始進行靜坐的練習。

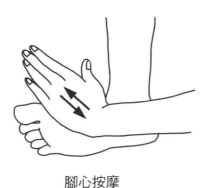

腳心按摩

靜坐前的頭部運動必不可少

　　頭為精明之府，所以靜坐練習前的頭部活動是非常重要的，尤其是連接頭身的頸椎，因為頸椎的健康與否直接關係著氣血是否能夠順利灌注頭部，因此在靜坐中頭部運動至關重要，千萬不能為了靜坐而靜坐，忽略這個步驟。

　　我曾經指導過很多退休的主管，建議他們沒有時間鍛練身體的時候可以堅持練習這個頭部保健法，效果非常明顯。他們每天早晚各做1次，做後自感頭腦清醒，全身舒適。經過數年持續鍛鍊，在他們身上竟然出現奇蹟：頭痛眩暈、心悶氣短的症狀完全消失。連續幾年體檢，顯示供血正常、血壓正常、臟腑良好，不但節約了不少醫藥費，也免除了疾病之苦。

　　接下來就教大家頭部運動該怎麼做。

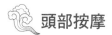 **頭部按摩**

　　坐下後，先做按摩動作：

　　（1）指敲全頭。雙手十指張開微彎，用指端從下頷開始，沿嘴角、鼻兩側向上再圍眼眶敲1遍，然後沿眉中央上經前額、頭頂、後腦再沿耳

朵敲1遍，返回原處。每次敲100下，重覆1～2次。

（2）抓撓全頭。雙手十指彎曲成虎爪狀，先從前額髮際向頭頂、後腦、髮根抓撓1遍，再雙手分左右從耳至鬢角從前到後抓撓1遍。每次100遍，重覆1～2次。

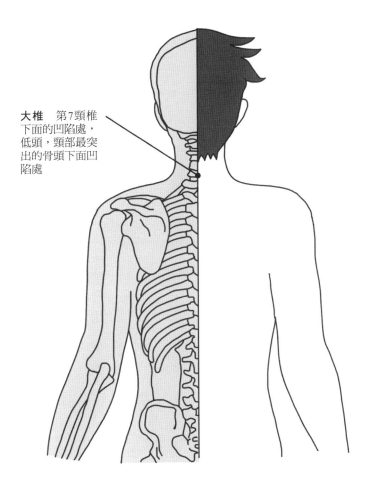

大椎　第7頸椎下面的凹陷處，低頭，頸部最突出的骨頭下面凹陷處

（3）掌拍全頭。雙手張開，十指併攏，先從胸部開始向臉部、前額、頭頂、後腦、頸部拍打，然後雙手分左右從耳朵、臉、嘴部到胸部拍打。每次100下，重覆1～2次。

（4）推撥全頭。雙手張開，十指併攏，從下頜向上推撥，沿臉部、前額、髮際用力推，再指尖相對向頭頂、後腦、大椎穴推撥，然後雙掌分左右沿頸部推1週返回原處，重覆做36次。

頭部動作

做完頭部按摩後，將雙手平置於左右兩膝，勿用力，身體坐正，再做頭部運動的4個步驟：

（1）頭向下低，再往後仰。

（2）頭向右傾，再往左傾。

（3）頭向右後轉，再向左後轉。

（4）頭按順時針方向向前、向右、上仰、左轉，再按逆時針方向向前、向左、上仰、右轉。

每個步驟身體不動，各做3次。動作緩慢柔軟，眼睛睜開，呼吸自然。頭部運動的目的，是使頭部血液減少，降低思潮起伏的動力，讓整個身心漸漸安靜。

做完頭部運動，把左右手掌放在臍下丹田處，雙手兩拇指相觸，成一倒三角形，深吸一口氣，接著慢慢吐氣並向下彎腰，雙掌壓小腹幫助把

氣吐出，直至氣完全吐完，連續做3次深呼吸。做深呼吸的目的是使體內的濁氣排出，換取新鮮帶氧的空氣，使血液循環順暢。

如何挑選靜坐墊

　　對於一個靜坐初學者來說，合適的靜坐墊會對堅持練習靜坐有很大的幫助。它就像我們上戰場的裝備一樣，是必不可少的。

　　首先我們要了解靜坐墊的結構，一套靜坐墊一般由上墊和下墊組成，下墊用來防護腿部與地面直接接觸時間過長而產生不適，上墊可保持身體稍微前傾，以確保脊椎挺直。

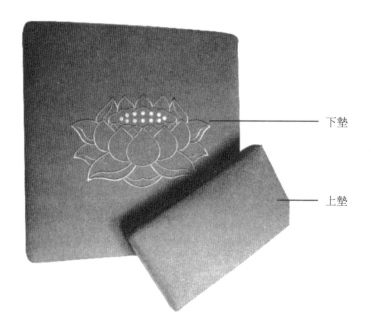

下墊

上墊

靜坐墊的合格三要素

判別靜坐墊是否合格主要看以下幾個要素：

（1）靜坐墊所使用的材料要軟硬適中，太硬不利於久坐，太軟則不利於挺直脊椎。

（2）上墊要採用斜面設計，並且坐墊內芯材料應為成片斜面成型而不是經過拼接成型。

（3）上墊或下墊與身體接觸的平面不能有凹凸的花紋、接縫或其他不平滑的設計。

當然，如果是僧侶或修佛之人所用的坐墊，則還要注意：坐墊材質不能用真絲成分製作，因製作蠶絲時會殺死蠶蛹，使用真絲材料會犯殺生戒。

挑選靜坐墊的參考因素

（1）靜坐墊大小及形狀。一般下墊多為正方形，分60cm×60cm、70cm×70cm兩種，上墊多為長方形，分前低後高的斜面設計和前後高度一致的平面設計兩種。

不同大小的靜坐墊下墊適合不同的身高和靜坐姿勢。最直接的判斷是測量自己盤腿後兩個膝蓋外緣之間的距離，小於60cm的就選60cm×60cm，大於60cm的就選70cm×70cm。

（2）靜坐墊的材料。現在市面上多數是用決明子、海綿、棉花、椰絲、棕絲、蕎麥等作為內芯。

椰絲的優點是有彈性（噴乳膠）的支撐力和柔軟度都恰好，透氣，但是沒彈性（不噴膠）的比較硬，直接接觸敏感皮膚，會讓練習靜坐的人感覺很不舒服。

棕絲的優點是透氣，缺點是太硬，不適合練習靜坐。

海綿的優點是作為坐墊輔助材料可增加柔軟度，海綿比較透氣，但缺點是作為主要材料太軟，會造成脊椎彎曲，長時間下來對身體非常不好，所以建議盡量不選這一種材料。

棉花的優點是作為坐墊輔助材料可增加柔軟度；缺點像海綿一樣作為主要材料太軟，會造成脊椎彎曲。

蕎麥的優點是透氣，軟硬度適中；缺點是坐久了內芯會碎，而且會向兩邊散開變形。

決明子的優點是透氣，軟硬度適中；缺點是內芯會向兩邊散開，而且涼性較重。

靜坐墊的面料建議選用天然棉、麻，適合長時間（半小時以上）靜坐；含棉質的天然或混合化學纖維容易出現靜電及過度平滑，不適合靜坐；能感覺到花紋的繡花面料也不適合長時間靜坐，因為會在腿部壓出痕跡。

以上的建議供靜坐初學者在選擇坐墊時作為參考，至於哪種坐墊最適合的，還是要以個人的感覺為準。靜坐初學者一般剛開始建議選擇厚一點、軟一點的坐墊，隨著靜坐的功夫加深，坐墊的厚度和柔軟度再逐漸改變，這些也只能憑個人靜坐時的感覺來進行調整。

第三章

靜坐：練習篇

靜坐正確姿態──七支坐

一提到靜坐很多人會對它產生誤解，認為靜坐的意思就是把心變成一片空白。

也有人認為靜坐其實就是坐在那兒，什麼事也不做。

還有人認為靜坐就是安靜地坐著想事情，讓思緒在心中翻轉。

甚至有人會很聰明地認為：靜坐就是使自己進入一種催眠狀態。

練習過靜坐的人就知道這些說法顯然都不完全正確，其實靜坐裡面有很多方法和技巧，下面就一起來看一看。

佛家對禪修當中的姿勢非常重視，認為這是靜坐首先應該去調整的，姿勢對以後練習效果的好壞很重要。所以我們在靜坐的時候也盡量遵循這樣的要求，因為有了這樣的「戒」我們才能夠更快地進入需要的境界。

坐禪姿勢的要領，少林寺有歌訣云：

> 盤腿豎脊結手印，平胸頭正收下顎，
> 舌抵上顎斂雙目，名曰毗盧七支坐。

這首偈頌，說明了調理坐禪姿勢必須注意7項要點：即雙足跏趺坐、

豎直背脊、手結禪定手印、平放肩胸、頭正收下顎、舌抵上顎、收斂雙目（微張）。這種姿勢的要求叫做七支坐，就是指肢體的7種要點的規範要求。

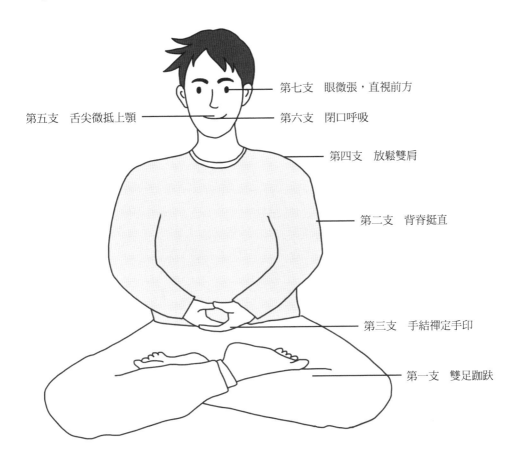

第七支　眼微張，直視前方

第五支　舌尖微抵上顎

第六支　閉口呼吸

第四支　放鬆雙肩

第二支　背脊挺直

第三支　手結禪定手印

第一支　雙足跏趺

　　支可以是支撐點，也可以說成重點。支撐點是什麼？是支撐重量的中心，就像蹺蹺板一樣，中間有一個支點支撐兩邊重量，則兩邊蹺來蹺去

就很容易。這7個重要的架構、部位對了，靜坐起來就會非常順利，所以我們一定要認真掌握。

對於靜坐初學者來説，掌握正確的坐姿極其重要。因為正確的坐姿可以幫助靜坐者較快速、穩定地進入入靜狀態，從而促進身心的全面調整。

第一支：雙足跏趺坐

盤腳的方式是打坐的基本，有三個姿勢——單盤、雙盤、散盤。

單盤又有兩種方式：

一個是如意坐——左腳在下，右腳置於左大腿上，再將左腳置右大腿上。

另一個是金剛坐——右腳在下，左腳置於右大腿上，再將右腳置於左大腿上。

如意坐還比較好理解，我們都常説萬事如意，如意就是你心無礙，隨便坐都沒關係，所以心定的什就可用如意坐。

那麼叫金剛坐，又是為什麼呢？一説此姿勢會逼著你產生金剛怒目的威力，故稱為金剛坐，也有人叫它降魔坐。還有一説，右腳在下會刺激到右腎，使腎上腺素分泌旺盛，個人的意志力也會隨之比較堅強，練功就更容易堅持下來，所以有此稱呼。

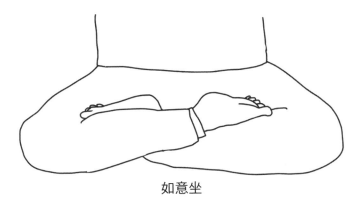

如意坐

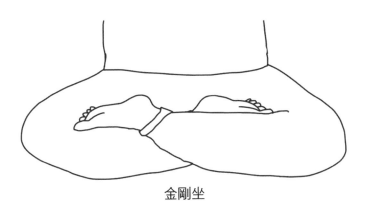

金剛坐

　　初學者該用如意坐還是金剛坐呢？切記不是哪個舒服就用哪個，而是以個人髖骨左右高低和兩腿長短不同來選擇。左右髖骨高低不成水平，髖股骨角度偏大，會造成脊椎骨不直，氣不易發起。一般而言，左腿長的人宜用金剛坐，右腿長的人要用如意坐。等這兩個姿勢（任選一個）練習久了，堅持很長時間腳也不會痛，就可以開始練習雙盤，也就是標準的跏

趺坐。

　　跏趺坐的最大好處，是交叉腿與兩膝平貼席上，底盤廣大而堅實，可以四平八穩，安然而坐能使人產生一種紮根於大地的感覺。如此身體不動，心意更容易平靜，有利於進入禪修狀態。

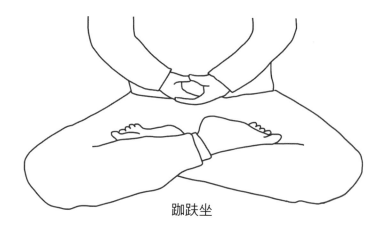

跏趺坐

　　跏趺坐一般都是如意坐再把外面的右腳抬上來，腳盡量往內擺，能夠緊密最好，盡量不要有空隙。我當初練習的時候，師父要求很嚴格，兩腿膝蓋盤後的寬度絕對不能夠超出雙肩寬度。當然，自己在家練習的不必這麼嚴格，如果這樣做不到，試著金剛坐後再把左腳抬起來也可以。練習雙盤沒有什麼竅門，初練的人可能腳會很痛，但只要多磨練，大多數人都可以練成，比如平時看電視、看書的時候，都可以練習。

　　初學者如無法雙盤，可改為單盤的半跏坐，也就是散盤，只要將一隻腳置於另一邊的大腿上即可。左腳在右小腿下或右腳在左小腿之下均可。

對於無法雙盤及單盤的人，開始時還可以採用更簡易的坐法，就是自然盤，也就是我們平時坐在地上將兩腿自然盤起來的狀態，以後再循序漸進。

以上各種坐法，除坐姿及手姿略有不同之外，其他仍採用七支坐法規定的標準。功效最大、最快且能經久穩固的坐姿，仍是最難的跏趺坐。因此，初學者即使無法雙盤，至少要多練習單盤。

第二支：背脊挺直

盤好腿後，挺起腰桿，勿挺胸部，頭頂天垂直，下顎內收，頷壓喉結。

背脊豎直的方法是將雙肩一字平外，向前張開，則每個一脊椎骨，自然重疊筆直，鬆緊合度，不會硬勁強直。姿勢正確的時候，上身會是筆直的，腰部位的腰椎也會挺起來，由側面看過來應該是S形。脊椎上達頭部，下至尾閭，是支持全身骨骼、神經系統和主要五臟器官的主幹，若能正脊，則精神旺盛，氣血暢通，而且脊椎豎直對集中心力，減少妄念，加速入定，幫助甚大。

如果坐得彎腰駝背，後腰部位就是平平的，會使心情弛緩，頭腦失去活力與清明，妄念紛飛。

下顎內收，頷壓喉結，就是將下顎向下，微將喉結壓著，類似於頭部微微俯下的姿勢，可以幫助背脊豎直，有利於壓伏靜坐中產生的妄念，

令上行之氣攝入中脈。

　　總之，背脊直不直，對打坐的影響很大，初學者一定要注意一開始就養成良好的習慣。此外，還要注意，挺直並不意味應故意施力使背脊硬勁強直，而是要處於自然放鬆的狀態，才合標準。

第三支：手結禪定手印

　　兩手交疊，右手在下，左手在上，兩拇指輕輕相接結成圓圈形，輕輕平置於丹田下的上部腿上。

　　所謂的禪定手印，就是三昧印，意思是這個手印一結，外在的干擾都不會對你產生影響。寺廟裡大殿正中間的佛像都是結這個手印的。

　　本式要點是必須將兩拇指指尖微微接觸，觸後略向掌心內收，以兩指筆直，自覺有一股內勁自然發出，互相接觸為標準。兩拇指指尖輕輕相抵，可在心理上產生一種平衡與寧靜，且能令氣攝入中脈。兩指尖微觸，並使兩手臂呈圓圈狀，可增加左右動力交流，使左右氣點得到循環。

第四支：放鬆雙肩

　　將雙肩肌肉放鬆，自覺如無肩無臂無手的狀態。

　　肩胛是肩部的重點，坐好後頭頂上領，整條脊椎上拔伸直，雙肩膀

往後拉張後，胸部自然就挺出來，後從上而下順勢放鬆，上半身便處於自然鬆直的狀態。肩胛是下氣上行所必須，所以如果打坐彎腰縮肩，真氣就上不來，氣上不來就會想睡覺，這是氣不具足的表現。此外，肩胛旁膀胱經氣運行對打坐是很重要的，尤其氣上來以後會走到喉、頭部，如果肩胛硬勁，坐久則腰部會酸痛，肩膀也會僵硬、酸痛，不利於修習。

第五支：舌尖微抵上顎

舌尖抵在門牙上齦的唾腺處，不可用力，若有口水則緩緩嚥下。

舌抵上顎，說的是將上下兩唇閉攏，牙齒緊扣，舌尖自然微抵上牙齦，練習久了，很多人的舌尖會自動捲起，這樣效果更佳。做此動作的時候，口中會自然分泌唾液（口水），可分小口吞下去，對身體很有好處。古代的養生家對口水是非常重視的，並稱「津即嚥下，在心化血，在肝明目，在脾養神，在肺助氣，在腎生精，自然百骸調暢，諸病不生。」現在研究也證明，口水裡面有很多的唾液澱粉酶，它的功用可以用來消化吃進去的澱粉。所以腸胃不好的人，不妨借這個機會改善腸胃消化系統。

第六支：閉口呼吸

無論何時，只用鼻息，不可張口呼吸，除非有鼻病。

呼吸必須用鼻出入，不可用口。一是因為鼻為專司呼吸的器官；二是從結構上來說，鼻孔內有鼻毛，可以阻止灰塵與微生物進入呼吸道，以免發生疾病。所以不論靜坐與否，均以閉口為是。

🌀 第七支：眼微張，直視前方

眼睛微張，閉八分開二分，視線設置於身前1米左右處地上的一點，不是要看什麼，只因睜大了眼睛，心易散亂；閉起眼睛，則易昏沉。如果睜眼過久覺得疲勞，不妨閉上一會兒。

眼睛是最敏感、易受外物吸引，而影響情緒的器官。如果控制得宜，對靜坐大有裨益。打坐時眼睛通常有兩種用功方式：第一種方式是把眼睛閉起來，這個較簡單，剛開始學的人心比較亂，很容易被外境干擾，看到有人走動或聽到有個蟲叫都會不由自主地被吸引過去，所以閉目「眼不見為淨」比較適合。但這種方法也有幾個不利處，有的人閉眼久了，腦袋會昏沉，容易打瞌睡；有的人閉上眼睛時，心裡會不安，感覺什麼也抓不住，由此生出很多念頭。對於這些初學者來說，最好採用第二種方式。

第二種方式是學佛像眼睛微張，閉八分開二分，視線投置於身前1公尺左右處地上的一點，也就是禪修的人常說的「垂簾」。二目似睜非睜，似閉非閉，眼前意會到光，模模糊糊地能看到一些東西。但要注意的是，不能著意去看，這種情形有點像我們快睡著的時候，可以感知到光，又看不清楚的樣子。如此能避免胡思亂想。

　　微張眼睛還有個好處，因為人用心時，心意會守在眼睛處，氣易走到眼球，眼球的波長很容易改變，易開發視覺潛能。

　　靜坐的目的，是求心境平穩，而心情與呼吸有著極為密切的關係。也就是說要想調心，必先從調息入手。呼吸是指普通人每分鐘16次的出入息。靜坐者的呼吸在漸漸的緩慢深長微細之時，稱為息。由息的力量，推動血液製造能源，由能源產生賦活生理機能的作用，稱為氣。當靜坐者感受到由氣所產生的作用時，稱為覺受，有覺受經驗的人，便會覺得坐禪的確是人生的一大幸福和恩惠了。

　　以上所說的要點，看起來雖然沒有什麼特別之處，但從實踐來說，對於形成正確的靜坐感受具有非常重要的意義，其中每一要素都有不同的功用。《瑜伽師地論》中說，若能按佛所說結跏趺坐而禪修，有五種因緣：一是令身收攝，速發輕安，因為這種坐姿可以順生輕安；二是這種坐姿可以減輕身體疲倦，能長久宴坐；三是這種坐姿不共外道；四是這種坐姿可以使人產生敬信；五是一切佛及佛弟子所共同依止的坐姿。由此五種因緣，我們應依此七支跏趺坐法而修止。

練習雙盤

　　雙盤是靜坐練習過程中，非常必要又比較痛苦的內容，所以很多人問我該怎樣練習雙盤。下面我就以我個人的經歷供大家借鑑。

　　那是一個偶然的機會，我有緣隨著少林寺的一名師傅學習靜坐。當時覺得很容易做到的事情，在後來的實踐中讓我將自己定位為愚鈍和狂妄，並且受到很多痛苦的折磨。所幸的是，這種痛苦在不斷的練習中中找到了受用的地方，從而使我的身體和精神發生了質的變化，原來孱弱的身體居然脫胎換骨，因此特別想把這種鍛練的進程描述下來，以便於幫助更多的人。

　　練習之初，師傅先對我強調了雙盤的重要性，並留下一句話「欲降服其心，必先降服其腿，腿能定住，心就能定住。」這引起了我的重視，下定決心要練習雙盤。

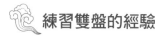 **練習雙盤的經驗**

　　以下是師傅告訴我練習雙盤的一些經驗。

　　（1）雙盤看起來很可怕，其實經過堅持練習，都可以練成，即使60

歲開始練起，也可在1年左右練成。如果30多歲開始練，只要勤加練習，很快就可以完成。

（2）具體的練法是每天先散盤一會，然後試著單盤，等到腿腳柔軟的時候試著雙盤，直到盤上，然後忍痛，堅持時間越來越長。

（3）開始練幾天之後，會出現持續的腿痛，然後會腰痛，甚至不練的時候也會痛。但是經過一個階段的練習，待雙盤練成後，靜坐後就不會再腰痛。因為練習靜坐後腎氣充足了，會把脊背頂得很直，所以這個時候你想弓著腰坐都不可能。

（4）很多人把雙盤看作是單純的筋骨練習，認為是對韌帶的一種磨練。其實這是一種不完全的說法，練習雙盤固然可以練習柔韌性，但更是為了打開我們身體上的經絡。

（5）雙盤的姿勢其實是用腳踝壓住了大腿內側的大動脈，為了打通動脈，心臟會加大力量供血，因而能打通腿部血脈。

（6）在打通腿部氣血之前，由於雙腿盤坐，形成阻隔，所以動脈血流量減少，全身血液大部分都集中在上半身，而此時心臟又再加大供血力量，因此五臟六腑會得到大量的供血，能迅速改善臟腑機能並促進大腦供血，所以練完靜坐的人不會像跑完步一樣覺得缺血、缺氧，而是覺得大腦特別的清醒。

（7）練雙盤能迅速促進胃腸蠕動。即使飯後先休息再開始練習，大約20分鐘後胃就全部排空了，所以在改善胃腸蠕動緩慢方面的作用十分明顯。

（8）每天堅持雙盤坐20分鐘，可以維持容顏不老，而且不易受到外

來邪氣的侵擾。所以練習靜坐的人雖然看似沒有運動，只是靜靜坐在那裡，但是冬天或季節變化的時候便會發現自己不容易感冒。

聽到師傅這麼說，我害怕的心理慢慢消失，因為年齡偏大，本身韌帶的柔韌性也比較差，於是抱著吃苦當吃補的想法開始進行練習。

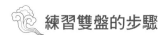 ## 練習雙盤的步驟

第一步：床上壓腿壓胯

先散盤，由於柔韌性差，兩邊的腿翹得很高，於是我開始練習師傅教的床上壓腿壓胯的方法。

把兩個腳掌對貼，雙手按壓兩邊膝蓋，身體慢慢向前壓，做20次左右，感覺腿腳靈活了很多。接著開始單盤，這時候上面的腿會翹得很高。用雙手壓這條腿的膝蓋，慢慢向下壓，一下一下壓，每下壓完的時候要稍微停頓一下，讓膝關節有個適應的過程，直到壓到膝蓋能貼住下面的腿。

這就是第一步要達到的標準。對於初練的人，這已經是個很難的過程了。基本上，需要至少一個月才能壓平。

這裡有一個關鍵，就是要像揉麵一樣，一下一下地壓，而不是一下壓到平。壓到平了，也不需要一直壓在那裡，而是要抬起來讓它恢復，再壓下去。累了痛了，就換腿。初壓時，可以每壓一會就休息5～10分鐘，讓腿有時間恢復。

　　我自己的經歷是前一兩週基本上壓不平，但是，腿已經開始痛了，而且痛的地方不斷變化。我記憶中最先痛的部位是腿上足三里穴位那裡的一條筋，痛了2天就換地方了。但這時候就明顯感覺食量增大，可能是因為足三里穴屬於胃經，胃經被初步打通了。大約到一個月的時候，上面的腿基本壓平，可以貼到下面的腳了，但是並不能一直保持那麼平，只是壓下來沒那麼痛，如果不立即抬起來還是很痛的。

　　第一個月是身體變化最大的時候。基本上腿上的胃經、膽經、脾經都被拉開了。胃經拉開的表現就是食慾亢進，原來稍微一吃東西就會覺得脹，現在這種感覺居然一掃而光，看見食物有一種莫名的欣喜感，這種感覺只在以前家裡貧困的時候才有過。

　　脾經痛的地方主要是小腿前面踝關節的內側，痛完了就表示初步打通。

　　膽經痛的地方主要是大腿外側，這部分打通以後，好處就更多了：消化功能增強，身體更容易吸收營養，加上脾的功能增強，身體已經形成氣血上升的趨勢，開始逐漸修復體內的各種小毛病。而且由於膽經打通，膽經經過頭部，既可促進大腦供血，還可使肝火得到疏瀉，睡眠的質量會越來越好。

　　我的時間安排是這樣的，每天晚上練習大約30分鐘，早上15分鐘。晚上要盡量多壓，壓完睡覺，讓身體恢復，拉開的筋骨需要供血長出新的細胞。早上簡單壓一下，主要的目的不是進步，而是拉開避免肉又長「硬」了。

　　我用了接近一個月的時間將腿壓平，但腿仍然很痛，大概到第二個

月，疼痛就大為緩解了，但平的姿勢還不能保持超過幾分鐘。而且，每天剛開始壓的時候，都疼痛難忍，好像根本沒法壓下去一樣。不過，只要使勁壓下去一下，疼痛就逐漸消失了。大約到快半年的時候，才能做到一上坐就壓平，而且不怎麼痛。

第二步：將上腿膝蓋壓到坐墊上

將下面的腳向前移動，使得上面腿的膝蓋可以壓到坐墊上，並與下面腳的腳跟貼平。

注意下面的腳向前移動得不要太多，以上腿的膝蓋壓到坐墊時正好貼住下腳的腳跟為準。

這個步驟就是為把下面的腳抬上來做準備了。大約可以在第三個月就開始練習，並不需要第一步完全達到之後再開始。這個步驟會拉開膝蓋彎外側的那根大筋。練這一步，我大約痛了三週吧。第一步是基礎，基礎練好了，第二步就簡單了。

這裡要補充一點，就是調整坐墊。練第一步的時候，可以用軟坐墊，到了第二步，就需要相對硬的坐墊才好。

第三步：將下面的腳墊高

用一個墊子，把下面的腳墊高，高度要稍微超過膝蓋的寬度。

使上腿壓到坐墊的時候，下面的腳實際上比膝蓋高一點（或接近）。如果能在腳墊高的時候把上腿的膝蓋壓到坐墊上，把腳向內一抬，就已經可以將雙腿盤下了。不過由於這時候即使用力將腿盤上，你也堅持

不了多久，所以沒必要急於將腿盤上，仍以循序漸進為好。

以上就是我的循序漸進雙盤法，應該是適合大多數人的。總而言之，最核心的環節還是第一步。第一步的練習要徹底，直到能輕鬆將腿盤上。

練習雙盤的體會

下面總結以下我練習雙盤的一些心得：

雙盤時疼痛，表面看似肌肉或筋骨痛，其實都是經絡中經筋被牽拉的疼痛，進而經絡開始暢通。經筋痛過之後，相應的臟腑就開始進入良性循環，這時候各種臟腑改善的表現開始出現，學習靜坐的人信心會更加堅定。經筋的疼痛是輪流的，而且是循環的。痛過一遍之後，以前痛完的地方可能又開始痛。練習過程中，有必要學會按摩，平時每天壓完腿可以自己按摩幾分鐘。如果哪一天練完以後痛得特別厲害，第二天盡量好好休息，可以按摩或者熱敷，讓損傷的組織休息。

我的雙盤練習進程記錄

最後，我把我練習靜坐的進程表列出來供各位朋友參考：

（1）第1週，一開始我選擇的是軟墊子，坐下去沒多久胃經部位就

感覺到疼痛，尤其是胃經的合穴足三里穴處會感覺疼痛得厲害，不知道其他朋友是不是也是這樣，所以僅供參考。胃經有感覺之後大腿外側膽經會痛，膝蓋最痛。

（2）第2週疼痛開始轉移，主要表現在下肢的陰經，所以整個大腿內側痛，持續超過3個月。

（3）第3週，小腿前側痛。白天放鬆的時候靜靜坐在那裡會馬上感覺到腿上血脈跳動。

（4）第4週，上腿壓平，能貼到下面的腳上。臟腑脾胃改善的表現出來了，胃口大開，食量明顯比原來多出1/3以上。

（5）第6週，將上腿壓平後，用布帶綁在下面的腳上。第一天堅持1分鐘，每天加練1分鐘。綁上時會渾身大汗，血壓計顯示綁住的時候高壓（收縮壓）160公釐汞柱，低壓（舒張壓）130公釐汞柱。鬆綁後，半分鐘內恢復到正常（高壓120公釐汞柱，低壓80公釐汞柱）。第5天直接加到10分鐘，明顯感覺到大腿內側動脈跳動力量加強，速度加快。

（6）第7週，本週繼續堅持綁著練習，感覺已經沒有上一週痛了。

（7）第8週，不再綁腿，已經能夠比較自由地將腿壓下。我請了一位針灸師進行一次全面修復性按摩，他說我以前堵塞的脾經已經暢通了。

（8）第9週，有特別的現象出現，坐下來靜坐大概5分鐘開始排氣，就是放屁，氣味不臭但是控制不住。感覺原來胃部的阻塞感覺消失，而且排完覺得特別舒服，過去怕吃冷食的現象消失，居然喝了兩次冰水後胃部都沒有原來不舒服的感覺，感覺很高興。

（9）第10週，連續多週的膝蓋疼痛現象消失，信心大增。

（10）第12週，在靜坐前對髖關節做了一下伸展，自覺柔韌性大增，坐的過程中能感覺到尾椎骨部位有跳動感。

（11）第14週，本週髖關節開始疼痛，問過師傅，不是壞事，中間休息1天，疼痛現象消失。

（12）第15週，髖關節疼痛的後期明顯感覺到腰開始痛，而且這種痛跟勞動之後的腰痛感覺不一樣。

（13）第16週，本週開始正式雙盤，居然盤上去了，雖然很痛，但是堅持時間不長，最關鍵的是注意力都集中在腿上的疼痛感覺，沒有辦法注意呼吸和意識。

（14）第17週，感覺大腿內側有一股熱氣向下走到腳上，共出現3次，可能是腎經打通。

（15）第18週，背部疼痛，疼痛區域約從肩胛骨下方開始到胯骨上方，此為膀胱經走行之處。持續約3週，每週痛3天左右。

（16）第19週，本週練習了一下易筋經的調氣法，居然發現內氣充足，整個動作順遂而流暢，非常高興。

（17）第20週，髖關節又開始痛，可能是疼痛的反覆，繼續堅持練習。

（18）第21週，雙盤基本上能堅持一段時間了，繼續堅持練習中⋯⋯。

靜坐對呼吸的要求

　　金庸先生在他的武俠小說《鹿鼎記》中，引用了這樣一個廣為人知的佛經故事。

　　佛祖問眾僧人：「生命能持續多長時間？」

　　一位僧人回答：「能持續數日。」

　　佛說：「你還不能夠修道。」

　　佛又問一位僧人：「生命能持續多長時間？」

　　那位僧人回答說：「能持續一頓飯工夫。」

　　佛說：「你還不能夠修道。」

　　佛再問一位僧人：「生命能持續多長時間？」

　　那位僧人回答說：「生命只在呼吸之間。」

　　佛說：「你可以說是修道者了！」

　　這個故事就強調了呼吸對於生命的重要意義。

　　生命在於呼吸，健康長壽也在於呼吸。主動地學習呼吸鍛練的方法，就是在學習主動地把握好生命。健康的呼吸方法不但會對生命的質和量產生十分積極的影響，而且能夠起到益壽延年的神奇作用。

　　然而，在靜坐的教學過程中，我發現很多人對姿勢的要求很高，彷彿不能雙盤就不是功夫高深的表現，對呼吸卻不太在意，這種做法其實是

不對的，請各位讀者多多注意。

　　呼吸與我們的生命關係緊密，一般人只知飲食可以維持生命，不飲不食勢必餓死，實不知呼吸比飲食更為重要。不過由於飲食非金錢不能獲得，所以覺得可貴，而呼吸是攝受大氣中的氧氣，是取之不盡的，所以反而不覺得可貴。但要知道我們斷絕食物的供應，就是7天也不一定喪失生命，但是一旦呼吸的通道被阻斷了，極短時間內就會喪命，可見呼吸重於飲食。我們學習靜坐，調和氣息是練習時一項重要的功夫，而要調和氣息，先研究呼吸的方法，也是非常重要的。

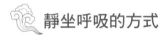 **靜坐呼吸的方式**

1. 喉頭呼吸

　　呼吸短而且淺，僅僅在喉頭出入，不能充分伸展肺葉，因此達不到充分吸氧吐碳的功用，對血液循環甚至有不良影響。

2. 胸式呼吸

　　這種方式比前面稍好，氣體出入能夠達到胸部，充滿肺葉。體操時的呼吸運動，就採用這種方式。但以上兩種仍不能算作調息。

3. 腹式呼吸

腹式呼吸是調息中最關鍵的呼吸方法，分為腹式順呼吸（包括深呼吸在內）和腹式逆呼吸。

其實現實生活中採用腹式呼吸的人比比皆是，比如戲曲演員，尤其是過去的戲台是沒有擴音設備的，凡唱戲者都得練嗓子；需要喊號子的勞作者，如碼頭工人，搬運裝卸時發出的「嘿喲」聲，船工和挑夫喊唱的「船工號子」，打夯（打地基）的人們唱「夯歌」時的領唱聲與應答聲；芭蕾舞者要求提臀收腹，這毫無疑問是運用了腹式逆呼吸的方法；肚皮舞演員的肚皮的起伏、抖動、運轉，也毫無疑問是運用了腹式逆呼吸的方法；古代練武者也必練腹式逆呼吸，以增加發力的效果，稱之為以聲催力。養生者有一句名言：「呼吸過臍，壽與天齊！」而「呼吸過臍」就是腹式逆呼吸。下面就具體講一下腹式呼吸。

腹式順呼吸法是指吸氣時讓腹部凸起，呼氣時壓縮腹部使之凹入的呼吸法，亦稱「自然腹式呼吸」。而腹式逆呼吸方法則相反，吸氣時腹部凹進，而呼氣時腹部突出，故稱「改造自然反式呼吸」。這兩種呼吸的生理作用各有不同，我們必須認真了解，再結合個人的情況來選用鍛練。

腹式順呼吸運用腹肌來加強橫隔膜的運動，練習久了，可以擴大肺部容量，加強消化道及其附近無數微血管吸收營養物質的功能。練習腹式順呼吸後會感到胃口好，營養足，精力充沛，自覺一切平和舒適，尤其對於呼吸困難的氣喘、肺活量不大的非開放性肺結核、心臟衰弱或消化失調的患者，是一種良好的休養方法。自然腹式呼吸又可作為腹式逆呼吸的準備階段，進行這種呼吸不會發生不良的副作用。

腹式逆呼吸運氣行走於全身，刺激各神經末梢，擴大並疏通微血管，這對治療患處和補強肌肉有著強大的作用。因為它的呼吸範圍不僅直接影響到心肺及胃腸的內臟，而且還影響到腦部和四肢各組織、各關節。腹式逆呼吸宛如排擠膿漿，能消除內臟各處症結，使病灶充血生肌，早日癒合。這重呼吸吐納量大，血氧高，循環好，健康人練了可以更加健壯，病人練了可以治療疾病。但為了練好這種腹式逆呼吸，必須下苦功夫鍛練，不可偷懶和貪圖省事。

應該先練腹式順呼吸，還是一開始就練腹式逆呼吸呢？這要根據個人的健康狀況、病種和病情來決定。如血液循環不良的人，就可以直接做腹式逆呼吸。此外，在同一次練功中，也可以先練自然腹式順呼吸，過了若干分鐘之後，呼吸逐漸深長了，血液暢達，內臟強盛了，再練腹式逆呼吸，使用「氣」的工作效率加大。

此外，練習的讀者還應該注意，呼吸時不可用力，要使鼻息出入極輕極細，漸漸深長，自然到達腹部，連自己耳朵也不聞鼻息出入的聲音，方是調息。

4. 體呼吸

靜坐功夫，年深日久，呼吸深細，一出一入，自己不覺不知，好像入於無呼吸的狀態，雖然有呼吸器官，若無所用之，而氣息彷彿從全身毛孔出入，到這地步，才是達到調息的極致。

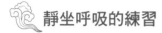 **靜坐呼吸的練習**

為了使呼吸能夠正常而熟練，必須進行長時間的練習。我們平時的呼吸，每次只能吸入約350立方公分的空氣。如果能加強呼吸的深度，那麼每次便能吸入1500～2000立方公分的空氣，做到充分交換肺裡的氣體。但靜坐時，必須逐步做到無思無慮，假使注意呼吸，心便不能寧靜，而且在靜坐時，也不適合深呼吸，因此呼吸的練習宜在靜坐的前後。無論自然呼吸還是靜坐呼吸，有共同點如下：

（1）盤膝端坐，與靜坐時的姿勢相同。

（2）先將短呼吸練習純熟，漸漸加長，最長時每一呼一吸約能占時1分鐘，但決不可勉強，務使自然。

（3）呼吸的氣息，宜緩而細，靜而長，徐徐注入下腹。

（4）呼吸時應用鼻而不可用口，因為鼻是專司呼吸的器官，內有毛，可以障蔽塵埃。口並非呼吸器，假使用以呼吸，等於侵奪鼻的功用，漸漸可能使鼻孔阻塞，而且塵埃入口，易生疾病，所以無論什麼時候，口宜緊閉。

（5）每日清晨可擇空氣新鮮的地方，練習5～10分鐘。

（6）至於靜細的呼吸，每日不論什麼時候，隨時隨地，都可練習。

靜坐時的調息功夫

上面已經說過，調和氣息，是學習靜坐時的一項重要功夫。因為息不調和，心便不能安定。而息相是靜坐時最佳的呼吸狀態。

平時能練習靜細的呼吸，以及靜坐已有相當一段時間，心念安定的人，一入坐不到數分鐘，氣息便已調和，而自己也不覺得有呼吸一回事，這樣的人就不需要再著意去調息，反使心不安定，因為心念安定不動，氣息便自然調和。但初學的人，每每不免出現心煩意亂、息不調和的情況，可根據下列兩種方法來加以調和。

數息

數息就是在坐定以後，默數自己的呼吸。數息時不一定要注意呼吸的長短，也不一定要注意小腹。有人注意小腹蠕動的感覺，但不得用心意去控制它；這種方法用久了，只有靜坐的舒服感、穩定感。注意小腹，不易覺察妄念；若數呼吸，即可知道妄念出沒。數息通常是數出息，每呼一口氣，數一個數目，從「一」數到「十」。但是，也有人數入息，那就要看個人呼吸習慣。一般人呼氣長、吸氣短，但也有些人剛好相反。我們要

數慢的，出息慢就數出息，入息慢就數入息。數呼吸時，發現妄念不管它，馬上回到開始最重要。

如果你根本不能數到「十」，或有時候數過頭，這種情形，倒數比較好。倒數能讓你有更多的工作做，注意力便比較容易集中了。從「二十」數雙數，一直數到「二」，再從「十九」數單數，一直數到「一」。這樣子，妄念就會漸漸減少，還可消除初學靜坐易發生的昏昏欲睡。

隨息

隨息隨的就是感覺。要用心來呼吸，不是用身體呼吸，直接用心來體會。出息要完全，入息要充足，是全身呼吸，不只是橫膈膜深呼吸。出息要覺察全身一節節有氣感（有如喝下熱開水，水溫暖遍全身，節節推出），一節節鬆開，入息要覺察全身一節節拉緊、收縮。要用心，全身一節節呼吸。若未覺察需要出入息，就止息，止息之後自然知道需要出入。

能在吸氣的時候，感覺吸氣是一種全身的收縮；能在呼氣的時候，感覺呼氣是一種全身的放鬆。吸氣有提神的作用讓我們不昏沉，呼氣有安神的作用讓我們不散亂。這個作用要自己去感覺，當我們感覺到的時候，我們對出入息的感受會更體貼，更受用。

隨息時呼吸有兩種分法。

第一種分法：初（開始）、中（中間）、後（結束）。全心全意去

體會這3個階段不同的感覺是什麼。猶如吃東西，開始嚼是一種味道，嚼到一半的味道不同，嚼到最後味道又不同。東西在口中動，味覺在變化。我們對呼吸也是如此去體會。這都是在培養對呼吸的正知正念，讓我們的敏銳度愈來愈強。

第二種分法：上（鼻）、中（兩乳之間）、下（丹田）。去感覺吸氣由鼻孔進入，經過胸部中心位置到丹田，再由丹田呼出，經過胸部中心位置從鼻孔呼出。感覺這3個點有空氣進入、有空氣流出，沒有間斷。

我們用的是自然呼吸，不用刻意地控制呼吸的長或短，也不用讓呼吸忽長忽短，有任何長短變化，都是漸近的。最好的狀態是感覺吸氣，從開始吸、吸到一半、到快要結束，沒有間斷；感覺呼氣，從開始呼、呼到一半、到最後，沒有間斷。吸與呼之間、呼與吸之間都沒有間斷。

很自然、很單純、一心一意去感覺呼吸，身體自然會靜下來，心自然會靜下來。因專注而呼吸逐漸變短、變細，因專注而心逐漸統一，就變得很省力。

隨息純熟以後，心念更覺凝靜，便可更進一步來練習做好調心功夫。

迅速入靜六字訣

靜坐最難的就是排除雜念，進入入靜狀態，而入靜又是深入功境繞不過的一關。

很多初練靜坐的人問我：禪一老師，我每次練習靜坐，只是坐了，卻很難靜下來，該怎麼辦呢？

其實老祖宗早給我們留下了對付難以入靜的好辦法，那就是六字訣——噓、呵、呼、呬、吹、嘻。

六字訣發音及屬性表

六字	噓	呵	呼	呬	吹	嘻
注音	ㄒㄩ	ㄏㄜ	ㄏㄨ	ㄒㄧˋ	ㄔㄨㄟ	ㄒㄧ
氣息要點	從槽牙間舌兩邊的空隙中經過，緩緩而出	從舌與上顎之間，緩緩而出	從喉經口中部與撮圓的口唇，緩緩而出	從齒間扁平送出	從喉經唇間狹窄，緩緩而出	從槽牙邊的空隙中經過，緩緩而出
臟腑	肝	心	脾	肺	腎	三焦
五行	木	火	土	金	水	相火

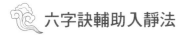 六字訣輔助入靜法

　　六字訣最早見於南朝著名道士陶弘景所編的《養性延命錄》，該書引述仙經云：「吐氣有六者，謂吹呼喜呵噓呬，皆出氣也。」在五行上，六字訣還與臟腑一一對應，比如噓字訣主肝屬木、呵字訣主心屬火、呼字訣主脾屬土、呬字訣主肺屬金、吹字訣主水屬腎、嘻字訣主三焦屬相火。

　　六字訣的作用就是通過六字訣調息，排出五臟的濁氣，理順五臟的氣機，這樣，自然也就容易入靜了。

　　比如靜坐時，可以堅持如下練習。

　　（1）靜坐時感到心煩意亂，可以將六字訣按照五行相生之順序：噓、呵、呼、呬、吹、嘻默念。每個念6次為1遍，6個字36次為一輪。一般做1～2輪即可。

　　（2）做好入靜後，口吐「呵」字音數口，只吐氣流不出聲，可以排出五臟六腑之污濁之廢氣，使體內五臟清虛，然後進行調氣，使清氣在周身通調，有益於身心。

　　（3）練習靜坐的人，平時應薄滋味（不吃重口味）、節飲食，這樣有利於安靜修煉中經絡氣血的通暢。並於每次飯後即刻吐呵字音數口，使飲食後的熱濁之氣呵出，這樣有利於胃腸的清虛和氣機暢通。經常堅持飯後吐呵字音可預防很多疾患。

　　（4）練習靜坐的人一般不飲酒，如偶爾喝了點酒，即刻開口吐呵字音，可以大開口吐呵字音數次。如飲酒較多，可吐呵字音十數次到數十次，吐音時意念酒中之酒精毒氣被呵出，這樣做可防酒精傷人。

（5）如腎氣虛，靜坐時常感腰膝寒冷。可以在清晨日出時做「呬」和「吹」二字功，因呬為肺金，肺為水之上源，補肺先補腎；吹以去冷，又可補腎。呬和吹二音可使腰膝寒冷之氣被吐出，達到溫補腎陽之火的作用。可各吐6～36次，吐音之後以鼻吸太陽和暖之陽氣入腎、腰、膝以再補腎陽之氣，壯腰腎。

（6）對肝虛目不明者，每晨睡醒後不要睜眼，以保持一夜之精氣，以雙手拇指背肌互相搓熱後，趁熱敷雙眼，仍閉眼，左右平敷雙眼14遍，敷眼時要從眉部敷到下眼眶。熨完14遍之後，猛然把眼睛瞪到最大限度，同時猛張口到最大限度，大吐呵字音一口即止。此為古人對眼睛的保養功法之一，養成習慣長期使用，可防治眼疾。

其實不單是為靜坐服務，單單練習六字訣本身就能夠調理臟腑，健康身體，甚至治病。

六字訣養生祛病法

聲音也可以治病？很多人可能會表現出懷疑的態度，但事實上我們祖先早已發現聲音確實是可以治療疾病的。

比如我們在釘釘子的時候，如果錘子砸了手指，我們會把手指含到嘴裡吹氣。從中我們可以理解，我們為什麼要吹、要呼。這大概是最簡單的氣訣。我國的醫學寶典《黃內經》中說：「五臟有聲，聲各有音。人有五音，即宮、商、角、徵、羽，其聲大而和、輕而勁、沉而深，聲音相和

則無病。」這就說明了五音連著五臟，故中醫診病有一絕，不但聽其聲而知病，而且總結出一套反其道而行之的納音治病法，就是利用聲音來治療疾病的方法。

關於六字訣，近代少林著名武僧妙興和尚也說：「六字者何？即呵、噓、呼、呬、吹、嘻是也。每日子後午前，靜坐叩齒嚥津，念此六字，可以去五臟之病，而強壯內膜，惟宜輕念，耳不聞聲。又須一氣直下，效應如神，道院多習之。」其意思就是每日子午前，靜坐叩齒嚥津，念這六個字的發音，可以強壯臟腑、袪除疾病。但是一定要輕念，念的時候自己的心能夠聽見，而不是耳朵能夠聽見。

我在臨床中按以下幾種六字訣配方，輔助治療疾病，實踐證明效果是很顯著的。

1. 五三相生通治法

這是最常用、最基本的六字訣通用治療法。六字訣的順序是按照五行相生之順序：噓、呵、呼、呬、吹、嘻，每個字吐6次為1遍，6個字36次為1輪。健康人1天做1輪即可，治病可根據病情每天吐2～4輪。

按此相生順序為什麼有利於健康呢？因為木生火，肝氣可以生心氣，念噓音可通肝之氣，念呵音可通心之氣，以此類推，肝藏血可以濟心血，肝的功能正常可以加強心臟之功能。火生土，即心氣生脾氣，心陽可以化生脾陽，使脾的運化功能健全，消化吸收正常，所以人的心情愉快，心陽正常，則食慾好、消化好。土生金，即脾氣生肺氣，是指脾胃功能好，不但能消化食物營養身體，還可以化水濕，有袪痰健肺的作用，往往

消化好時不易患感冒咳嗽。金生水，肺氣生腎氣，腎氣也能生肺氣，金和水還可以互生，肺氣應下納於腎，臨床上肺氣虛者常滋補腎氣以養肺氣，腎氣虛者常從脾胃求之或先補肺後補腎。水生木，腎氣生肝氣，腎為肝之母，腎精可以滋養肝陽，水涵木可以防止肝陽上亢，如高血壓病患者要多滋養腎氣。

2. 單字治本臟疾病法

如患者某一臟腑臨時有病，可以單吐六字訣中的兩個字或兩個字對疾病加以治療，既可節約時間，效果還往往很好。

具體做法是仍用五行配五臟方法，選擇與患病臟腑相對應的字，吐音6～36遍，不吐其餘5個字。如心中煩悶，心情不好或發怒之後可吐噓字音，眼睛紅腫也可單吐噓字音；如夏天太熱，口舌生瘡或心臟有不適感可吐呵字音；如消化不良，腹脹腹瀉可吐呼字音，習慣性便秘者如廁前先吐呼字音有助於排便；預防感冒或稍有感冒咳嗽時即吐呬字音；如腎虛腰膝冷痛可吐吹字音，因腎氣不宜瀉，吹字功最好不單獨使用，可先念呬字再念吹字，此二字補腎效果最好；如臨時耳鳴或心中煩熱可念嘻字，或膽囊炎、膽結石有疼痛時也可單練嘻字功。如臨時短期的病可以練單字，待病情減緩後，每日可將六字訣全部吐音一遍。

3. 虛者補其母法

此法用於子有虛症，為子虛補其母法。如心有虛證表現為心悸失眠、多夢、多汗健忘等症狀，可吐心之母肝之音噓字，吐音要很輕，這樣

吐音後可使肝之氣血接濟心之氣血，以達到母壯則子肥的效果，以此類推。詳見後文「六字訣配方應用表」。

4. 實者瀉其子法

如母有病屬實症，可用瀉其子之法來治療母臟之實症。如肝炎患者有急躁易怒、胸脇痛、頭痛目赤、小便黃、大便乾等肝火上炎的症候，可用肝之子心之音「呵」字平心氣以瀉肝火，對各種肝炎治療都有效，但臨床應用時僅用於肝之實證。

5. 五行相剋法

五臟造化之機既要有生，也要有剋，剋是抑制某一臟腑之太過，只要剋的正確，可以促進該太過臟器的生機，使之由太過的病理狀態恢復到正常的生理狀態。呂祖《醫道遠元》說：「五臟內藏生剋，剋處自是逢生。」例如用金剋木的方法，肝屬木，肺屬金，如肝陽太盛，出現肝陽上亢的頭痛眩暈時，可用肺金剋肝水，吐呬字音剋肝陽，可以抑制肝陽上亢，治療頭痛。因為剋的正確，肺氣足可使肝之母腎氣足，腎水上升以滋養肝木，木得水後「陰平陽秘」，可恢復健康。依此類推。

6. 母子皆病同練法

此為先有母或子之臟發病而後引起其子或母之臟也發病者，即母病及子和子病累母（也叫子盜母氣）。如脾胃先病肺後病叫母病及子，因土為金之母，脾胃為肺之母。臨床常見患有噁心嘔吐、厭食、腹泄的脾胃濕

熱症狀，因不能運化水穀以致身體抵抗力下降後發生感冒、咳嗽、鼻塞等肺系症狀者，叫母病及子。

又如肺系先有病脾胃後有病的叫子病累母，因金為土之子，肺為脾胃之子。與上例相反，即先患感冒有鼻塞咳嗽的功能肺系症狀，感冒後影響脾胃，出現不思飲食、大便乾硬等脾胃症狀，叫子病累母。無論母病及子或子病累母，均需母子二臟之音同練。可根據病情規定次數，先吐母音後吐子音即可。

最後將以上六字訣配方應用列表如下：

六字訣配方應用表

臟腑	五行相生通治法	單字治本臟疾病法	虛者（輕吐）補其母法	實者瀉其子法	五行相剋法	母子皆病同練法
肝（木）	噓	噓	吹	呵	呬	噓呵
心（木）	呵	呵	噓	呼	呼	呵呼
脾（土）	呼	呼	呵	呬	噓	呼呬
肺（金）	呬	呬	呼	噓	呵	呬吹
腎（水）	吹	呬吹	呬	噓	呼	吹噓
三焦（相火）	嘻	嘻	呼			

　　此表使用方法：應先以五行相生通治法為基礎，即按噓、呵、呼、呬、吹、嘻順序，每個字念6次為1遍。也可以根據病情選用本表中之一或兩種練法，每個字不可讀得太多，一般讀3～36次。請注意疾退即止，過度則損。

靜坐的關鍵是對心的調整

　　靜坐的目的，不但在於促使身體的健康，而最最重要的還是在於對妄心的調狀。調伏妄心我們就會產生智慧，所以從這個角度來說，靜坐所產生的身體健康效應還僅僅是靜坐的副產品。

　　調息中的數息、隨息等雖是調息的方法，實際上也是調心的良好方法，因為專心數息時，心息相依，念頭便無法馳散。但我們的思想，紛紜雜亂，最難控制，數息、隨息等還是初步的調心方法，仍有進一步由粗入細，加以調伏的必要。

　　關於調心的方法有以下幾種：

繫心一處法

　　由於我們習慣於感知外在的刺激對我們身體的影響，因此在日常生活中我們的思想就像跳動的火苗，一刻也是不停息的，這就讓我們在靜坐的過程中不去隨便產生妄念變成一件極為困難的事情，那麼怎麼克服這種現象呢？

　　歷代先賢在練習過程中總結了寶貴的經驗──繫心一處法。繫心一

處法就是放下一切雜念，而專心存想臍間或鼻端，這樣因心有所緣，漸漸純熟，便不致胡思亂想，正像將躁動的猿猴鎖於一處，它便無法擾亂。

學靜坐的人都知道，初學時最容易出現兩種現象：一、初坐時雜念叢生，不容易收攝心神；二、靜坐稍久，妄念較少時，心中昏沉，容易打瞌睡。

注意臍間的辦法，不但可以對治念頭的散亂浮動，而且根據生理上的定則，我們心念專注在什麼地方，血液也必集中在什麼地方，繫心臍間或臍下，能使血液下趨，有效提升丹田能量，有治病健身的作用。至於治昏沉的辦法，最好注意鼻端，使心念向上，精神振作，而且有助於調息。一般說來，在晚上靜坐時，由於日間勞倦容易有昏沉現象，若早晨靜坐，便不會發生。

佛家練習靜坐為了對治初學者的邪思雜念，並治病保健，也借用意守丹田法。如《修習止觀坐禪法要》說：「臍下一寸，名憂陀那，此云丹田，若能上心守此不散，經久即多有所治……若安心在下，四大自然調適，眾病除矣。」

歷代氣功家多主張意守下丹田（氣海穴位置），因為這個部位與人體生命活動的關係最為密切，它位於人體中心，是任脈、督脈、衝脈三脈經氣運行的起點，十二經脈也都是直接或間接通過丹田而輸入本經，再轉入本臟。下丹田是真氣升降、開合的基地，也是男子藏精、女子養胎的地方。《難經》認為下丹田是：「性命之祖，生氣之源，五臟六腑之本，十二經脈之根，陰陽之會，呼吸之門，水火六會之鄉。」所以丹田元氣充實旺盛，就可以調動人體潛力，使真氣能在全身循環運行，這也是意守丹

田，可以調節陰陽、溝通心腎、恢復先天之生理機能、促進身體的健康長壽的原因。通過一定時期的意守丹田鍛練，內氣（此指感覺）就會在該區聚集，慢慢還會產生一些熱、重、脹以及類似熱氣流的感覺，並逐步明顯。再練下去，無需用意念引導，就可能自然地出現內氣順任脈—督脈循行的感覺。

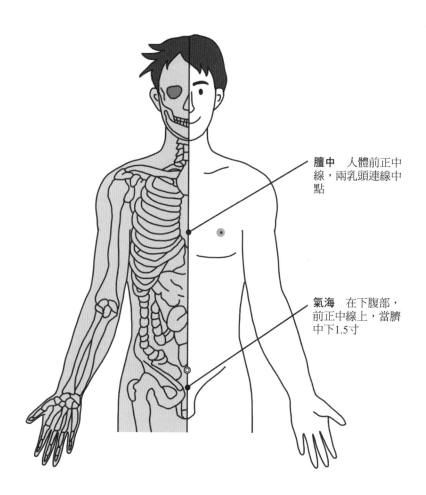

膻中　人體前正中線，兩乳頭連線中點

氣海　在下腹部，前正中線上，當臍中下1.5寸

部分女性患者，經期意守丹田時如出現經期延長或經量過多的情況，可改為意守中丹田，即膻中穴部位。膻中穴位於胸部兩乳之間，為中氣匯集開闔之處，也是任脈與脾、腎、心包等經絡匯集之處。意守膻中穴，具有調和氣血的作用，可調節和治療某些婦科疾病。

返照內觀法

繫心一處法在靜坐練習的過程中還屬於層面上比較粗淺的部分，但也需要有一個比較長期的時間才能達到效果，之後就要學習進一步的練習方法——返觀內照法。因為我們出生以來的貪嗔等煩惱習氣，根深蒂固，非進一步練習觀照功夫不可。

這種內觀法，也可叫內視術。就是我們平時的兩目，都注視外物，現在靜坐時，可先放下身心一切萬緣，將兩目合閉，來向內細細返看自己的念頭。那時一定覺得妄念來來往往，生滅不停。對於這些妄念，我們既不要去攀緣它，也不要去遣除它，只要知道它本來空寂，耐心靜靜觀照，前念起時一返照，前念便空，念起時再返照，後念又空，這樣念念生起，念念返照，便得念念空淨，這實是正本清源的調心方法。

孫思邈《備急千金要方》中又載有黃帝內視法，即練功時取站、坐、臥均可，手足隨意放置，兩目輕閉，全身放鬆，一意存想體內五臟，個個如懸掛的古式鐘磬，光芒四射，五色分明。肝為青色，心為紅色，脾為黃色，肺為白色，腎為黑色，一般按五臟相生的次序把一臟觀想清楚後

再想下一臟。

　　初學者往往有這樣一種感覺，「不學靜坐，妄念尚少，一學靜坐，妄念反多」，對這一問題，我們要有正確的理解。要知道我們的念頭，忽生忽滅，本來就很多，不過平時在動亂之中，不易察覺，一旦入靜之後，方能了了看清。比如室內雖有飛塵而不見，假使門窗透入陽光，方見塵埃紛紛飛舞，所以能察覺妄念多是一件好事，說明我們開始對自身有了一定的了解。我們只要摒棄一切勿想，用堅定不移的毅力，精勤地練習觀照功夫，到相當時間，妄念便能自然消落而達到心意寂然的境地。

　　這種觀照功夫，假使在靜坐中練習純熟，漸漸能在平時日用之間，刻刻用心，凜然覺照，做到雖不靜坐，也能如靜坐時的心志靜定，自將在日常生活中有更大的受用。

意念繫緣一境法

　　中國人的靜坐方法，分有兩派。一種是無為派，不作任何冥想，專注一事，端身正坐。另外一種是有為派，採用意念繫緣一境法。此法又分3種：

1. 默念法

　　不必出聲，心想默念。思想寧靜，心情舒暢，氣血流通，精神愉快，飄飄若仙，如入雲中，身輕如騰雲駕霧。如果血壓低念「血壓升

高」，若高壓高念「血壓降低」等詞句。若念與觀想一起併用，功效益見迅速。但不可超過7個字，字多易生雜念。若是佛教徒，可默念「南無阿彌陀佛」或念「南無觀世音菩薩」均可，一般也不要超出7個字。

2. 意念專守外境

用心去想身外之物。例如百花齊放，海洋無邊，晴空萬里，中夜星辰，青松柏樹，宇宙一體。俗語有說：「笑一笑就少一少，惱一惱就老一老。」若人經常想開心事，就會健康長壽。

3. 意念繫緣內境，專心注意內身

（1）繫念百會穴（頭頂中間）。道家所謂：「雙眼遙思運頂門。」百會穴既是長壽穴又是保健穴，可以激發體內的陽氣，調節心、腦血管系統功能。頭部是諸陽之會，百脈之宗，而百會穴則是各經脈氣會聚之處。穴生屬陽，又於陽中寓陰，所以靜坐意守此處能夠通達陰陽脈絡，連貫周身經穴，對於調節機體的陰陽平衡起著重要的作用。

（2）繫念祖竅穴（兩眉中間）。兩眉中間又叫印堂穴。健康的印堂要具備3個特徵：紅潤、明亮、圓潤。紅潤是要求白裡泛紅而鮮活，不能是沒有生氣的暗紅色，明亮是指印堂部位的皮膚具有健康光澤，而非枯槁無光，圓潤要求印堂部位皮膚飽滿而非皺縮。印堂過紅代表血脂異常、血壓高、脾氣大、易中風；印堂凹陷則表示先天心臟功能較差、心臟供血不足、易緊張、易患焦慮症；印堂發青說明心臟、大腦輕度缺氧；印堂發黃則說明人體氣血不足、脾胃虛弱；印堂有川字紋說明心臟供血不足、易焦

慮。由此可知，靜坐之時意守印堂，長久下來，對健康極為有益。

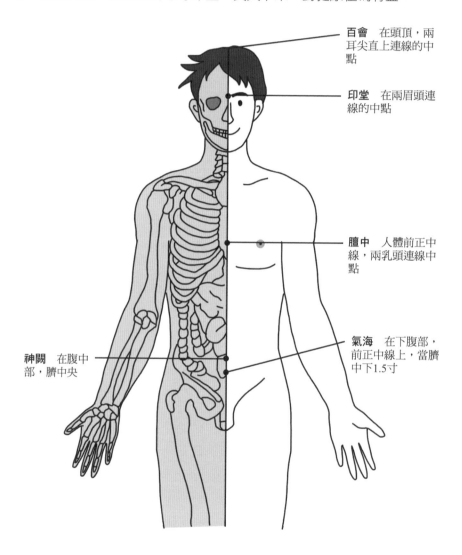

百會 在頭頂，兩耳尖直上連線的中點

印堂 在兩眉頭連線的中點

膻中 人體前正中線，兩乳頭連線中點

氣海 在下腹部，前正中線上，當臍中下1.5寸

神闕 在腹中部，臍中央

　　（3）繫念中宮（兩乳中間）。此處又被稱為膻中，就在兩個乳頭連線的中點。膻中穴是心包經的募穴，也就是臟腑之氣匯聚的的地方，所以又被稱為氣會。膻中穴是和人體最重要的穴道之一，與氣密切相關，凡和氣有關的疾病，如氣虛、氣機瘀滯等都可以找它來調治。生活中人們經常發現，有人受到刺激、生氣了，尤其是年長的女性，易出現捶胸頓足的動作，這往往是由於氣行不暢，氣滯血瘀，心臟供血不足造成的。這時可以幫她按壓膻中穴，促進心肌供血。如果有氣滯疾病的讀者發現胸口難受的時候，要趕緊坐下來休息，用大拇指輕輕地按揉膻中穴，給身體一點外力的幫助。年長者由於經年累月的堆積，血管往往有些堵塞，很難像年輕人那樣順暢自如，所以平時作為一種保健措施，也可以經常按摩膻中穴，加強氣的運行，這樣也能防治心血管方面的疾病。靜坐的人經常將意念放在這個地方，久而久之，跟氣有關的疾病都會迎刃而解，當然，配合點穴按摩效果會更好。

　　（4）繫念肚臍。肚臍又有一個說法叫做神闕，我們說「神」是心靈的生命力，「闕」是君主所在城池的大門，所以神闕又有「命蒂」之稱，你看瓜蒂，連著瓜藤和瓜果，沒有了它還有瓜吃嗎？我們都知道，孩子在尚未出生的時候就是靠著臍帶從母體裡吸收營養的，這兩者是多麼相似，這樣就能理解為什麼神闕是我們身體的一大要穴了。首先臍是胎兒從母體吸收營養的途徑，所以向內連著人身的真氣真陽，能大補陽氣；另外它有任、帶、衝三脈通過，聯繫五臟六腑，所以如果各部氣血陰陽發生異常變化，可以借刺激神闕穴來調整全身，達到「陰平陽秘，精神乃治」的狀態。中醫認為臍腹屬脾，所以本穴能治療脾陽不振引起的消化不良，全身

性的陽氣不足，包括四肢發涼怕冷、男科婦科等多種生殖系統疾病。在當今社會，穿露臍裝的女性比比皆是，其實對身體是很不好的，雖漂亮一時，但久而久之，不僅會影響經期，還很容易導致痛經，並影響子宮的功能。

古代練習靜坐的先賢觀想肚臍如豆般大，首先解衣詳細審視清楚，然後閉起眼睛，令身心調和。

（5）繫念丹田。道家以心之靈氣為丹，如田可以植禾，意即一切成長，不出此丹田外。臍下是下丹田，在心窩處的是中丹田，在兩眉間的是上丹田，其中尤以下丹田為重。下丹田亦名氣海，全身之氣集聚於此，然後由此分布遍身。若心貫注丹目，心到則氣至，氣到則力至，力到則血至，有力則使血液推至全身。所以對於陽氣不足、生氣之源所導致的虛寒性疾病，氣海穴往往具有溫陽益氣、扶正固本、培元補虛的功效。經常意守氣海穴，能使百體皆溫、臟腑皆潤，促進腸胃蠕動、氣血順暢，強化肝臟及消化道功能。意守腹部，久而感覺發熱，小腹會咕嚕咕嚕地響，故前人有「氣海一穴暖全身」的說法。如果心火不足，可藉外火相助，用艾條灸下丹田，每次30分鐘，早晚各1次，如此不僅卻寒，且能大補元氣，暢通氣脈。

（6）繫心湧泉穴。湧泉穴（見第二章身心柔軟的練習）為全身腧穴中最下面的一個，是腎經的首穴。《黃帝內經》中說：「腎出於湧泉，湧泉者足心也。」意思是說：腎經之氣猶如源泉之水，發源於足下，湧出灌溉周身各處。因此，湧泉穴具有補精補腎、滋養五臟六腑的作用。在人體養生、防病、治病、保健等各個方面，湧泉穴都有著舉足輕重的作用。經

常把意識停留在此穴位，能活躍腎經內氣、固本培元、延年益壽，特別對於心經衰弱、精力減退、倦怠無力、婦科病、失眠、嗜睡症、高血壓病、暈眩、焦躁、糖尿病、過敏性鼻炎、更年期障礙、畏冷等，都有很好的效果。

（7）運心病處。在靜坐對治疾病的概念中，心占有很重要的地位，認為只要專心致志，用心於疾患之處，所患疾病就會很快緩解。所以經常會有一個比喻是心為大王，疾病是盜賊，當大王出現在盜賊所在的地方的時候，盜賊就會恐懼不安，望風而逃。

天冷靜坐身體緊，不妨常常拉拉筋

　　每到冬天，總有一些學生或網友問我：「最近感覺腿的靈活度下降了，原來盤得好好的腿現在盤起來很困難，怎麼回事？」其實這是正常現象。

　　在少林寺的僧侶活動中，夏天主要做的事情是遊學和辯禪，進入冬天後最重要的事情就是坐禪，他們在一代一代的禪修中總結了豐富的經驗，其中對治天冷時靜坐肢體緊繃的辦法就是拉筋。

　　常言道：腰主骨，膝主筋；膝連胯，主全身。所以說：膝是筋之府，胯為膝之主。冬天靜坐熬腿那個痛誰都知道，其實之後的胯酸更難受。這裡介紹一種最簡單也最不痛苦的拉筋方法：

　　（1）坐在床上，背伸直，切記腰要挺起來，不然上身重量又是壓在骨盆上的。早期可以靠牆練習。

　　（2）彎曲膝蓋，腳掌對腳掌，腳尖腳跟對齊放在床上，兩腿這時是分開的，腿內側朝上，兩腿膝蓋朝向兩邊外側。兩個腳跟盡量靠近身體。

　　（3）雙手抓住相對的腳掌，使頸讓兩腿膝蓋同時往下用力，就是往床的方向，盡量讓膝蓋、大腿貼到床上。這時會感到兩個鼠蹊部（股骨頭的位置）有壓力。時間和次數自行掌握。一開始肯定不容易讓膝蓋壓到床上，要量力而行。一定要盡量靠自己大腿和鼠蹊部的力量。此時的關鍵是

保持腰和背的直立，一定不要讓上身重量壓在屁股上。

（4）放鬆大腿和鼠蹊部，保持第2步的狀態。在挺直腰背的情況下盡量用胸往前下方貼，也就是用胸去靠近抓著兩隻腳的手。這時候會感覺腹股溝處有壓力和撕扯感。時間和次數自行掌握，要量力而行。此時的關鍵是保持腰和背的直立，且一定不能含胸。不含胸有個竅門，就是胸下壓的時候臉不要朝床的方向，而是向前方，把脖子拉長，下巴朝遠處下方。

以上是拉筋的基本方法，除此之外，禪師們還在坐禪的過程中總結了不少的拉筋的經驗。

靜坐前立正蹲膝，不要前俯，再旋轉膝關節；然後抬起大腿使之和地面平行，這樣踢腿活動膝關節。如果平時只能單盤，在厚厚的冬衣下，再打坐時就會造成彎腰和蹺腿；這時就挺直腰，然後用手壓所蹺腿的膝部，越是壓的時候，腰越是應該挺。就這樣不厭其煩地練習，累了就換另一條腿單盤。

挺直腰在整個打坐過程中都是必須的，尤其對於初學者來說，雖然兩手放在膝部這樣坐著，有種硬撐的感覺。但是，初學者的筋是僵的，拉筋拉筋，就是要以硬治僵、以骨帶筋。所以，初習者的靜坐可以叫撐坐。挺直腰的過程有個訣竅，那就是用頭領腰，在七支坐法中這是非常重要的。當腰胰酸軟時，沿左右方向旋轉著扭動扭動頸部，便可以改善酸軟了。

在壓膝關節的筋之時，有意識地找矮凳子坐。然後蹺二郎腿坐在小凳子上，用手將踝關節放在大腿上壓住，然後用另一手壓膝關節，這時需要注意的也是挺直腰。

初習雙盤者最好金剛坐和如意坐兩種坐姿換著坐，以達到充分的拉筋效果。這時候上翹的足部成了重點，正確的練習應該膝、踝一起壓；我們常說的膝主筋，這個膝裡也包括踝，因為膝踝一體，都是筋之府。如果希望加大拉筋的尺度，可以在踝關節下墊上高度適宜的軟墊。

　　膝、踝拉筋練習有個竅門，說是捷徑，快與不快又和你的忍耐力成正比。就是當你準備結束練習時，腰胯酸、下肢麻，尤其上邊的腿甚至已經麻木的感覺。這個捷徑就是抓住此時此刻的感覺，珍惜這個寶貴的時機，拉上邊腿的筋。方法是：用近足的手從裡邊托住踝關節，另一隻手從外邊扳住小腿，然後一起上抬至適宜的高度，停住不動，感覺筋的牽拉慢慢強烈，一分鐘後慢慢放下，這樣重覆練習。

　　練習時間當然要量力而行，從數秒到半分鐘，這樣打鐵趁熱，循序漸進。如果想百煉成鋼，忍耐在此時此刻是必須的，要堅持到忍無可忍之時才能夠出成果，而且注意保持挺直腰的打坐姿勢。此刻你會感覺膝關節竟然這般靈活，在旋轉踝關節時會有更加不可思議的感觸。

　　此外，冬天練習靜坐的時候可以多做一下晃海，這是師父傳給我的秘訣。晃海是一種自我保健運動，是練功者在靜坐的基礎上，輕柔地旋轉、搖晃上身，使五臟、六腑、四肢、百骸都得到運動，能推動經絡運行，調和氣血，增強內臟功能，有病治病，無病強身，特別對於胃腸功能紊亂的患者效果尤為明顯。

　　具體方法如下：

　　（1）平坐或盤腿坐，兩手放在兩膝蓋上方，以舒適、放鬆為度。頭正，身直，鼻對臍，鬆靜自然靜坐片刻。然後輕輕放鬆身體，先從右向

下俯身，繼而向左旋轉、舒身、上起，轉1圈，歸於原位。接著向左下俯身，向右旋轉、舒身、上起，轉1圈，歸於原位。左右各轉18～36圈，最後還原成靜坐姿勢。

（2）如用平常坐式，以坐木凳為宜，但臀部只坐凳面的前1/3～2/3處，兩腳分開，與肩同寬。若用單盤坐時，左腳在上則應自右向左旋轉，右腳在上則應自左向右旋轉；反方向旋轉時應調換腳的位置；俯身旋轉時以腰為軸，以鼻對臍為準（不要仰頭）。轉身、俯身的高低以適宜為度，頭昏、血壓高、胸悶等可高些，胃腸病等可不高不低，腰背、四肢酸痛可低些。

練功時，要求慢、勻、鬆、靜。意裡海闊天空，全身徐徐晃動，似與大海之氣融為一體，以符晃海之名。如練功目的是以治病為主，每日宜練多次；以健身為主，則每日睡前在床邊左右各晃36次，約15分鐘即可。

除了拉筋運動，冬天靜坐在飲食、環境等方面也要注意。

中醫五行理論講，冬季屬水，水能生木；五臟中肝屬木，肝又主筋。肝喜歡調暢和通達，厭惡壓抑和憂鬱，筋也喜歡溫暖，厭惡使之收引的寒冷。所以我們靜坐的環境至少要讓身體覺得溫暖，而不是因為寒冷而出現畏懼的心理。

想要水生木，必須讓水有生發的溫煦之力，在飲食上吃些溫補腎陽的素食固然重要，能夠節慾保精才是關鍵。如果家有暖氣，練習時間適宜選在傍晚，因為筋骨活動了一天，練習後也不會受到室外寒冷的侵襲，經過暖和舒適的休息，練習的成果自然得到了保護和鞏固。

將靜坐延展到日常生活中

假如前述的部分讀者們已經有所了解，並且在實踐中得到受用，我的建議是可以將這種感受在日常生活中付諸實踐，因為靜坐不僅僅是坐在那裡，它的核心精神在俗世生活中的行走坐臥、言行舉止、甚至工作中都可以得到實施，這才是靜坐帶給我們最大的好處。例如一位虔誠的佛教徒，在佛像面前供花、上曰、點燈時，恭敬地背誦經文，事實上他就是在做某種方式的靜坐。

你可以在日常生活中試著隨時隨地去關注：我們的身體現在正在做什麼？我們站立的時候身體是否保持了一個靜坐和平衡的狀態？我們在走路的時候，擺動的雙手和邁動的雙腳是怎樣協調配合的？總之我們在做任何事情的時候，無論身體是站著、坐著、還是躺著，無論是在穿衣、吃飯、睡覺，還是處理文件，我們都可以留意觀察身體的每個動作。假如我們在學習的時候，看起來好像是在學習，但是思想已經遠離我們的軀殼，跑到了九宵雲外，那麼說明我們在專注力的訓練上還做得不夠，只有我們的動作和我們的思想保持高度的一致，才能身心合一，此時你就是把心放在一個定點上。

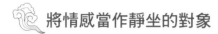 將情感當作靜坐的對象

當情感升起的時候，內心要清楚觀察每一瞬間情感的變化。假使有很多事要去處理時，心裡會升起各種不同的情感：不論它們是愉快的、不愉快的或中性的，你必須了解它們是如何升起的，它們升起後如何發展，以及它們如何離開。

練習一：以感官為基礎的專心靜坐

我們在平時的生活中，身體的感知器官是我們接受訊息的感受器，我們的眼、耳、鼻、舌、身與外面世界接觸後，就馬上產生了各種各樣的情感：我們看到美麗的景色，思想上馬上會有愉悅的感覺出現；當我們聽到一些噪音出現的時候，心中煩躁和厭惡的感覺就會油然而生；當我們在溫暖的房間忽然觸摸到寒冷的東西，一種不舒服的感覺會在瞬間爆發出來；當我們饑腸轆轆的時候忽然聞到一股飯菜的香味，我們的食慾馬上會被挑動起來。使用情感作為你專注的對象，然後你將了解你情感的原來面貌，如此就能練習把情感控制得更好。

練習二：日常生活中情感的靜坐

在日常生活當中通過靜坐帶給我們的思維訓練，逐漸地形成一些控制力，讓我們明白有所為有所不為。比如面對美食的誘惑，我們是否能夠控制自己的食慾，這時貪食會對我們身體和精神都會造成損傷的理念，並且不斷強化它，逐漸我們就會戰勝自己，形成良好的控制力。

我在給學生進行訓練的時候，他們提出說自己很難克服的就是早上貪睡的誘惑。很多朋友跟我開玩笑，早上鬧鐘響的時候，主要的目的是看還能夠睡多長時間，然後等待第二次煩躁情緒的產生。其實這種睡覺到自然醒的想法，本身就是缺少控制力的表現。這時候早上你只需要不斷強化：這是懶惰，現在我要起床。當你真的起來了，你會發現世界並不是你想像的那樣，反而會更青春更陽光，不斷強化，久而久之，你就會在每天早上起床的時候升騰起歡樂的情感。

將內心當作靜坐的對象

　　我們無法離開這個心，藉著靜坐，可以讓它保持平靜，不受內在或外來的擾亂；專心去觀察內心的困惑和衝突，並觀察它所有改變的情形。受過訓練的心會變得強而有力，這會給我們帶來快樂和極大的幸福感。

練習一：看守這顆心

　　靜坐時要求我們坐著來觀察這顆心，不要試圖和我們的心戰鬥，或者試圖完全控制我們的本心，當我們的心跑得越來越遠的時候，我們知道它已經跑遠了，這個是最關鍵的，當我們的心被貪慾所占領的時候，我們一樣能夠很敏銳地感覺到這顆心正處於貪慾的狀態，專心觀察這集中的心和分散的心，觀察它們所有變化的情形，但是不要跟隨著它們起舞，就可以發現它所擁有的本性。

練習二：在每天的生活中看守住這顆心

無論在任何時候，你必須單純地觀察自己內心的變化情形，當你在工作的時候，感官的慾望、憎恨、嫉妒或其他有害於身體健康的意念會升起來，並且擾亂了平衡的心，這就是你需要靜坐的時刻——去檢查這些傷害的源頭，例如：當工作中不能得到自己希望達到的職位時，我們會產生憂慮和煩躁，這時候我們應該很清楚，這個憂慮不在於這個職位的位置上，而在於我們的內心。當看到同伴比自己更快地得到自己想要得到的職位時，我們會產生嗔恨心或嫉妒心，我們要明白這些嗔恨心和嫉妒心的來源不是在於職位的本身，而是在我們的內心裡。能夠明瞭這一點，我們才能逐步修正自己的內心，這才是真正在每天的生活中對我們有益的。

將思維當作靜坐的對象

我們要清楚觀察這思維如何從內心升起以及如何離開，努力練習去認識思維的本來面貌，以及知道如何使用善的思維和防止惡的思維。假如你想內心清靜，就必須時常觀察你的思維。

練習一：專心觀察思維

單獨坐著，將心專注在思維上：監視這些善的思維，並同時觀察它們如何影響你的心，或者監視這些惡的思維，並同時觀察它們如何擾亂你的心。

單純又冷靜地觀察這些思維，並且多練習，當達到某種程度，心就會得到和平、協調又快樂。就像監視別人進出你的房間一樣地監視你的思維如何通過你的心，如此會慢慢地減少雜念，而增加內心的安詳與力量。慢慢地，你將會了解如何去控制不善的思維和激發善的思維。

練習二：增強內心力量

在工作的時候，試著去單純地、清楚明白地觀察這些思維的發生過程：我現在的想法是錯的，我正試圖去欺騙這個人；再清楚明白地觀察：現在我內心的想法是如此地負面，不論我想什麼，我的想法都是負面的，為什麼會這樣？

靜坐就是訓練我們如何去維持專心。當清楚某些想法對我們和其他人沒有危險或傷害時，必須試著去實現這些想法，使自己和其他人都得到幸福；當我們說話時，必須要小心地斟酌與判斷，我們說的話是否會傷害到他人或是其他事物。再者，當我們走路、坐著、睡眠或飲食時，也應該保持專心，如果沒有專心，我們可能會犯錯甚至觸怒他人，並且也可能傷害到自己。不論在想法上、說話的字眼上或行為上，我們必須時常注意，隨時保持一顆健康的心。

在現代的生活裡，有許多任務要完成，並且有許多匆忙的行為、緊張的時刻和憂慮的境遇環繞於你，這些都會消耗很多內心的能量。每天抽一些時間來練習安靜的靜坐，以增強你的內心力量，這對於你每天的工作和進步是有很大的幫助。

假如你能夠在日常生活中練習專心靜坐，那你就是活在當下，你將完全地清楚覺察你自己與周遭之間發生的任何事，即使處在紛擾的世界，你的內心仍然安詳、平靜。

第四章

靜坐：結束調整篇

靜坐結束後的調整動作

少林功夫在練習之後非常注重的一個方面就是收功，功收得好，攝入的能量就能夠產生好的效果，否則就會出現做功多、效果少的現象。

同樣道理，靜坐前和靜坐後也需要有運動及按摩做輔助。我們的身心若要健康，必須動與靜並重兼顧。運動及按摩是為使血液循環通暢、氣脈運行活潑、肌肉和神經鬆弛，才能使身體舒適，即所謂氣和而後心平。

簡易按摩式

靜坐結束，起來之前，心要先動，告訴自己要起來了，然後雙手放在膝蓋上，慢慢將身體做較大幅度地搖動。把每一個關節都搖動後，把腿放開，接著做全身的按摩。

按摩的順序是先搓熱兩掌，用拇指背輕輕按摩雙眼眼眶，並用搓熱的手掌心敷壓眼球；再用雙掌按摩臉部、額頭、後頸、兩耳、雙肩、兩臂、手背、胸部、腹部、背部、腰部，尤其是兩臂下多淋巴結處、後腰腎部及命門，多多按摩有益健康；接著用雙掌按摩右邊大腿、膝蓋、小腿，左邊大腿、膝蓋、小腿並輕柔轉動雙足腳踝。

　　按摩後腰及命門時，應多做摩腎俞的動作：舌抵上顎，閉目內視頭頂，兩手掌心置腎俞穴處。以鼻慢慢吸氣，同時提肛，吸滿後閉氣不息，兩手上下摩擦腎俞處各120次以上，其實單單做這個動作就可用於防治腎氣不足所引起的腰酸腰痛、尿頻、遺尿、尿失禁等，也可用於輔助治療腎虛陽痿、早泄、遺精以及腰肌勞損等。

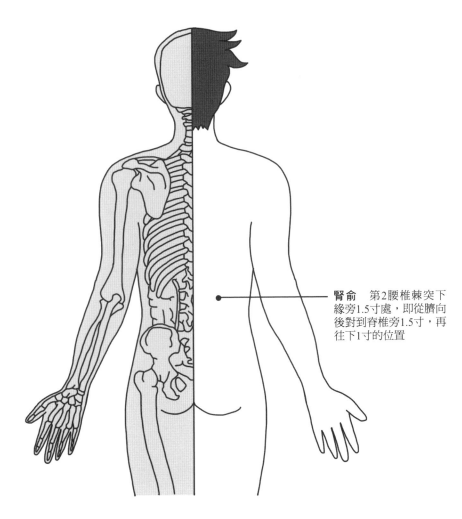

腎俞　第2腰椎棘突下緣旁1.5寸處，即從臍向後對到脊椎旁1.5寸，再往下1寸的位置

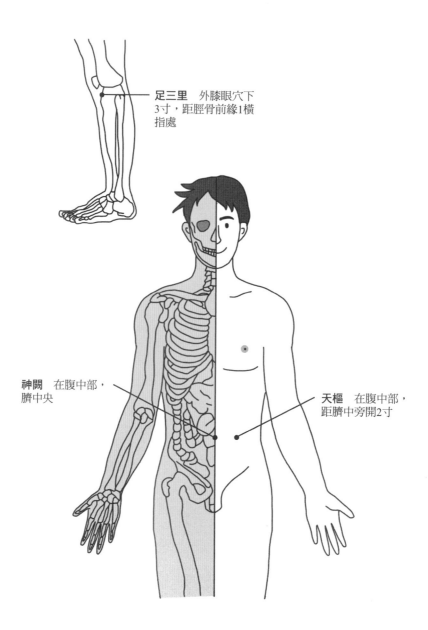

足三里　外膝眼穴下3寸，距脛骨前緣1橫指處

神闕　在腹中部，臍中央

天樞　在腹中部，距臍中旁開2寸

　　按摩小腿時多按足三里穴，一定要按到有酸痛感才會有效，這對胃腸有很好的調節作用。另外，足三里穴在全身穴位中作用非凡，被稱之為一個強壯身心的大穴。傳統中醫認為，按摩足三里有調節人體免疫力、促進抵抗疾病、調理脾胃、補中益氣、通經活絡、疏風化濕、扶正祛邪的作用。

　　當生活、工作緊張，壓力大時，肝火上升，容易便秘。在肚臍左、右兩側各3指處，用3個手指稍微用力壓下去，這個地方叫做天樞，壓3～5次就有效了。大便不通比氣不通還不舒服，也會影響靜坐的專注。

　　這種自我按摩的運動法，可使初學坐禪而感到的疲勞完全消除，身心感到柔和溫暖與舒暢。按摩時，必須將注意力集中於掌心或指頭。整套按摩約15分鐘可做完，如做得簡單些，則3～5分鐘亦可做完。除了靜坐外，平常感覺疲累、困倦時，也可做全身的按摩，對消除疲勞很有功效。

坐後調整十八式

　　上文介紹的是時間上不是特別充裕，需要很快收功時所做的調整方法，如果時間充裕還有比較複雜一點的，方法如下：

　　頭頂端正，合眼閉口，以鼻呼吸，舌抵上顎，含胸拔背，兩手微曲於小腹前，手心向上，手指相對但不接觸，兩腳分開略寬於肩，兩膝微屈，腳尖向前微微內收，從頭到腳節節放鬆。心靜無雜念，意念集中於臍下丹田處，呼吸輕柔調勻。然後依次做如下動作：

第一式：揉髮梳頭。

雙手十指分開，微曲，從前髮際梳到後髮際，共18～36次。

第二式：鳴天鼓。

以兩掌心分別按耳，再用雙手食指敲風池穴，共18～36次。

第三式：旋指搗耳。

以食指尖輕插至兩外耳道口，同時內旋，再突然放鬆，共18～36次。

第四式：運目養神。

按順時針方向慢轉動雙目9～18圈後，閉目休息，再睜眼遠眺片刻；繼之按逆時針方向緩慢轉動雙目9～18圈，閉目休息，再睜眼遠眺片刻。

第五式：刮眼明目。

用兩拇指點按太陽穴，再以食指刮上、下眼瞼各18次。

第六式：捋鼻防感冒。

用兩拇指指關節沿鼻唇溝上下按摩18～36次。

第七式：浴面生華。

用兩掌在面部上下做旋轉18～36次，使面部發熱。

第八式：叩齒固腎。

叩門牙、側牙各18～36次。

第九式：攪海吞津。

用舌在口腔內攪動18～36次，所生津液分2～3次嚥下，意送丹田。

第十式：堅推肩井。

用兩掌左右交叉按摩肩井穴及其周圍，按摩時腰部隨著上肢的擺動

自由旋轉，共18～36次。此式對治療肩背痛、落枕、舉臂困難、甲狀腺亢進等均有一定療效。

第十一式：橫摩胸肋。

兩掌交叉橫摩左、右胸肋各18～36次。

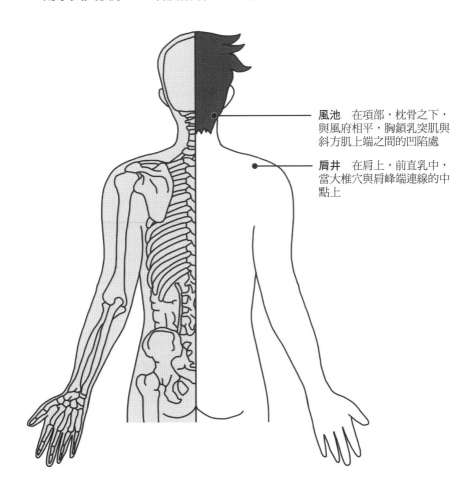

風池　在項部，枕骨之下，與風府相平，胸鎖乳突肌與斜方肌上端之間的凹陷處

肩井　在肩上，前直乳中，當大椎穴與肩峰端連線的中點上

第十二式：正反揉腹。

兩掌相疊，用掌心旋轉按摩腹部，上至劍突，下至恥骨，正反各按18～36圈至腹發熱。

第十三式：背搓腰際。

用兩手心同時上下按摩兩側腰際各18～36次。

第十四式：敲打命門。

雙手握拳，在自由轉腰時，用雙掌輪流敲打前後命門（前命門即神闕穴，後命門即腎俞穴），做18～36次。此式強腰壯腎，對消化系統疾病亦有一定療效。

第十五式：按摩上肢。

以右手按摩左上肢。自左肩峰到左手指、由上向下邊捋邊轉，把手的正反面都按摩到，共18～36次，然後點按曲池穴、少海穴、內關穴、合谷穴。再用左手按摩右上肢，方法同前。

第十六式：按摩下肢。

先左後右。兩手手指稍分開，自臀部至腳趾向下捏，邊捏邊轉，把腿的正反面都按摩到，共18～36次，然後點按足三里穴、三陰交穴、崑崙穴、太溪穴。

第十七式：按摩湧泉。

用兩掌心分別按摩兩腳湧泉穴和腳背18～36次。

第十八式：全身拍打。

用拳或掌在丹田、腹部、胸部、腰部、背部、肩部、頭部輕拍，具有舒筋活絡、祛風濕、強筋健骨之功。

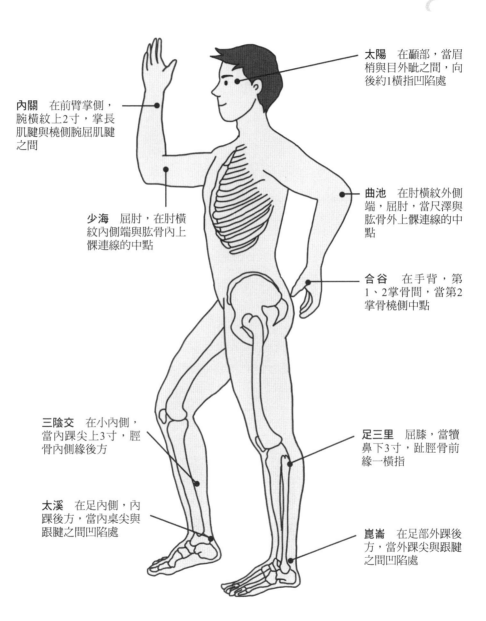

太陽　在顳部，當眉梢與目外眦之間，向後約1橫指凹陷處

內關　在前臂掌側，腕橫紋上2寸，掌長肌腱與橈側腕屈肌腱之間

曲池　在肘橫紋外側端，屈肘，當尺澤與肱骨外上髁連線的中點

少海　屈肘，在肘橫紋內側端與肱骨內上髁連線的中點

合谷　在手背，第1、2掌骨間，當第2掌骨橈側中點

三陰交　在小內側，當內踝尖上3寸，脛骨內側緣後方

足三里　屈膝，當犢鼻下3寸，趾脛骨前緣一橫指

太溪　在足內側，內踝後方，當內桌尖與跟腱之間凹陷處

崑崙　在足部外踝後方，當外踝尖與跟腱之間凹陷處

135

把心放在腳上

在練習完靜坐之後，我還經常會教學生們如何站。

站立在佛家裡面是屬於四威儀的一種，看似簡單，其中卻奧妙無窮，堅持練習不但可以使我們站得更牢固，不至於在老年之時因為跌倒而造成傷害，而且站立也是培養我們收攝心神的殊勝辦法，因為在這個過程中，人必須要保持平衡，所以在心神的收攝上會有被動的強化作用，稍加練習就會有很大的心身收穫。

我們站立的時候先兩腳並攏，將重心放在湧泉穴上，將心神也留在那裡，然後慢慢閉上眼睛，這時候你會忽然發現站立穩固也不是一件容易的事，需要我們把心放在腳上。

接下來我們進行第二步操作，繼續閉上眼睛，重心向前，體會5秒；重心向後，體會5秒；重心向左，體會5秒，重心向右，體會5秒。然後重心分別向左斜前、右斜前、左斜後、右斜後各體會5秒，整體類似於一個米字型的操作。

經過一個階段的練習，慢慢能把心放在腳上之後，就要進行一個更高難度的鍛練：把一隻腳輕輕抬起，大腿與小腿之間呈90°站立，這時候要屈膝鬆胯，之後慢慢閉上眼睛。你會忽然發現一個簡單的站立會變得異乎尋常困難，你的腳在不斷地改變重心，這個時候一定要保持呼吸的均

勻，身體盡量放鬆，將心放在站立的腳上。單腿站立的平衡不是靠雙眼和參照物之間的協調，而是通過調動大腦神經來對身體各個器官的平衡進行調節。所以這個練習需要一段時間才能有保持平衡效果，但是這樣的練習會對我們心神的收攝和身體的健康有莫大的好處。

中醫認為，身體患病與臟腑氣血失調密切相關。單腳站立可以幫助引血下行、引氣歸元，將氣血收於肝經的太衝穴、腎經的湧泉穴和脾經的太白穴，從而有效調節身體的平衡，進而使肝、脾、腎等臟器功能都得到增強。

人的腳上有6條重要的經絡通過，通過腳的調節，虛弱的經絡就會感到酸痛，同時得到鍛練，這些經絡對應的臟腑和它循行的部位也就相應得到了調節。這一方法可以使意念集中，將人體的氣血引向足底，對於高血壓病、糖尿病、頸腰椎病等諸多疑難病都有顯著的療效。此法還可以治療失眠、小腦萎縮，並可預防梅尼爾氏症、痛風等許多病症，對於足寒症更是效果奇佳，同時還可以迅速增強人體的免疫力。

醫學研究人員已經整理出一套以單腳站立穩定不移動的時間來判斷老化程度的指標。測定標準為：30～39歲男性為9.9秒；40～49歲男性為8.4秒；50～59歲男性為7.4秒；60～69歲男性為5.8秒。女性比男性推遲10歲計算。站立時間越長，老化程度越慢。未達標準者，說明你的生理年齡已經高於你的實際年齡了。

不練習靜坐的讀者日常也不妨多練習單腳站立，必會獲益無窮。

靜坐的反應之一：正常反應和異常反應

在靜坐鍛練過程中，人體內部會發生一系列的變化，從而產生一些與平時不同的現象和感覺。這些感覺多數是正常的，對人體有益無害。但在某些情況下，也會出現異常的反應。我們先從正常反應講起。

正常反應

正常反應也稱良性反應，是靜坐後由於氣血運行暢通所產生的各種現象，對機體起到有益的作用，分動觸現象和效應現象兩種。

1. 動觸現象

靜坐練習中會出現一些平時感覺不到的特殊感覺，在《童蒙止觀》中就記載有「痛、癢、冷、暖、輕、重、澀、滑」8種感覺，也稱「八觸」。據上海氣功研究所對100例靜坐練習者在靜坐練習中產生特殊感覺的統計，其中肌肉跳動感者40例、熱感者60例、輕感者33例、鬆感者21例、麻感者19例、冷感者18例、癢感者15例、緊感者9例、重感6例。由此統計可見以熱感者為最多，肌肉跳動感者次之，再次為其他感覺。

這些感覺出現，多在身體局部，且多為短時間出現後又自行消失。這可能與靜坐後氣血連行流暢以及大腦入靜後的感受性增強有關，對人體沒有不良影響，所以屬正常感覺。但要注意的是對這些現象應不追求、不助長，否則感覺過分強烈也會影響正常生活，便成為偏差，所以要任其自生自滅。

2. 效應現象

靜坐的效應，往往表現為某些生理現象，能說明健康狀況和療效有所提高。

（1）遍身或局部溫熱出汗。由於靜坐時特定的放鬆姿勢、深長的呼吸、意念集中、血液循環增強、末梢血管擴張，使得四肢和全身皮膚溫度上升。靜坐到一定程度時，意守部位的血流量經測定可增加30%左右，皮膚溫度可提高2～3℃，也有的表現為熱氣游走的感覺。靜坐中有溫熱感和微汗出現象者比較普遍，據統計占正常反應的60%～70%。臨床上多見練習者原來手足冰冷，冬季尤甚，靜坐後手足變得溫熱。

（2）唾液分泌增多。在靜坐中由於放鬆入靜，舌抵上顎，能引起唾液分泌增加。又由於靜坐中採用腹式呼吸，促進了胃腸活動，也反射性地引起唾液分泌增多。待唾液分泌量增多至滿口時，可分3口嚥下，以意送入丹田。通過嚥津嚥氣，可以增進食慾，幫助消化，對治療各種慢性消化性疾病有很好的效果，尤其對胃潰瘍及多種慢性胃病效果更好。

（3）腸鳴、矢氣（放屁）、噫氣（打嗝）。練功時由於腹式呼吸增強，膈肌上下運動幅度加大，推動了內臟運動，胃腸蠕動明顯增加。故練

習者在靜坐時往往自己可以聽到腹內「咕嚕咕嚕」作響的腸鳴音。也有的人出現矢氣現象增多，或噯氣現象也增多的現象。在X光下觀察，靜坐時胃腸的蠕動明顯提高，排空時間明顯縮短。由於靜坐後胃腸蠕動功能和唾液分泌功能均有增強，故對治療慢性胃腸機能減弱的消化不良和習慣性便秘均有良好效果。

（4）食慾增強，食量增加。靜坐比較推崇的是腹式逆呼吸法，它會直接對腹腔臟器起到柔和的按摩作用，有助於消化吸收，增強食慾。一般練習到一定階段後，身體瘦弱者的體重均有不同程度的增加。據報導靜坐3個月後，體重增加最多者可達10公斤，大多數練習者也可增加5公斤左右。而對於原來體形較胖或有高血壓病、冠心病的患者，深長的腹式呼吸則可使其饑餓感消失，有助於控制飲食。

（5）新陳代謝的改善。由於靜坐中姿勢的放鬆，呼吸深長，以意引氣，內臟功能和大腦功能均得到調整，促使新陳代謝旺盛。所以靜坐後會感到全身舒適輕鬆，精神活力增加，全身溫熱，皮膚光澤，面色紅潤，毛髮指甲生長比平時迅速，甚至還可白髮變黑，即所謂「返老還童」現象出現。由於新陳代謝的改善和體質的好轉，中青年練習者還有性機能增強現象，這也是練習中的正常反應，但應加以控制，避免過度消耗精氣，影響身體健康。

（6）全身舒適，頭腦清晰。靜坐中由於放鬆入靜，使大腦皮質活動逐漸進入興奮集中態，其興奮區域的周圍漸入於抑制擴散狀態，增強了全身放鬆及大腦的休息，使細胞恢復功能，因而會出現全身舒適、輕鬆愉快的感覺。練習到入靜階段時，多數有頭腦清新、記憶力增強、精力旺盛的

感覺，這是經常練習靜坐者都有實際經驗和體會的。

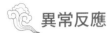

異常反應

　　異常反應也稱不良反應，在練習中由於對靜坐的基本原則和方法未能正確掌握，所以可能出現一些異常現象，如頭昏腦漲、胸腹脹滿、氣不歸原等各種反應。這些異常反應的出現，影響練功的進展和練功者健康，故稱不良反應。遇有此種情況出現時，應及時從各方面調整、糾正，一般在短時期內，大約1週，即可自行消失。如出現異常反應後，未能及時糾治，異常反應進一步發展，即會造成偏差。一般異常反應有如下幾種。

1. 雜念叢生，心意散亂

　　練習者由於平時內外環境的紛擾，或靜坐前思想負擔過重、精神緊張，未能做好思想準備工作，致使靜坐時雜念紛擾，千頭萬緒接踵而來。初學者靜坐時，愈急於入靜，愈不能入靜，愈想排除雜念，反而雜念愈多，以致精神更加緊張，甚至不能繼續練習。這多是由於用意過重引起的。

　　在靜坐中雜念紛來時，應順應自然，不要勉強抑制，經過一段時間（20～30分鐘），靜觀雜念出入，雜念逐漸會減少。或當雜念繁多時，意守呼吸用數息法，即在練習中默念自己呼吸的次數，或默念字句法，進一步把全身放鬆及思想放鬆，即可使雜念逐漸減少。如雜念過多，煩躁不

安，可暫停練習，散步片刻，待心情平靜後再開始練功。

2. 胸悶憋氣，呼吸不暢

靜坐中由於姿勢不當，如收腹挺胸或含胸過甚，呼吸用力過強而勉強追求深長細勻的呼吸，用力氣沉丹田，停閉呼吸時間加長或意守呼吸過重等，均可造成胸悶憋氣、呼吸不暢。

如有上述症狀出現時，應找出原因加以改正，重新調整姿勢。如挺胸者應調整胸部肌肉放鬆狀態，呼吸過重或閉氣時間過長者應改為自然呼吸，意念過重者應將意守強度減低，改為似守非守。這樣使姿勢、呼吸、意念均調整到放鬆和順乎自然狀態，胸悶等現象即可得到糾正。

3. 心慌心悸

少數練習者，在靜坐中出現心跳加快或自覺心慌，有的是偶爾出現，也有的持續時間較長。這些表現多由於練功時思想有顧慮，姿勢不自然，全身未能放鬆，呼吸用力或停閉呼吸時間過長引起，尤其在有心臟神經官能症或心臟病的患者身上發生較多。

如有此種症狀發生，應及時解除思想緊張，全身放鬆，自然呼吸，待心慌平靜後，再進行練習。如因心臟神經官能症或心臟病引起者，可詢問醫師，平時適當加服鎮靜劑或β受體阻滯劑以助糾正。

4. 身體過熱感

在靜坐中有時全身或局部突然灼熱似火燒，熱流有時上衝或四處流

動，這種現象多在短時間內消失，可能是入靜後對局部內氣變化敏感增強
所致。

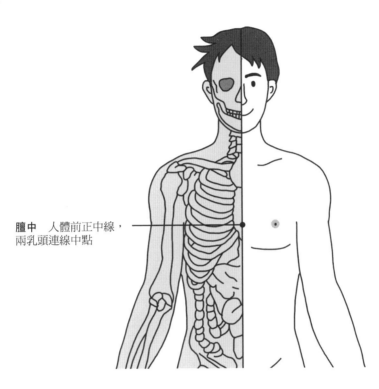

膻中　人體前正中線，
兩乳頭連線中點

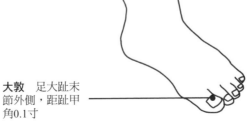

大敦　足大趾末
節外側，距趾甲
角0.1寸

如係內火過盛引起，可兩眼先注視鼻尖，再轉移注視膻中穴，再將注意力轉移至臍至膝，每部位各注視2分鐘，最後注視大敦穴約8分鐘，再意守大敦穴約4分鐘，可以引火下行。

5. 腹脹、腹肌酸痛

靜坐時出現腹脹、腹肌酸痛的最常見原因是有意鼓腹，追求深長的腹式呼吸或吸氣後停閉時間過長，使交感神經興奮，腹肌緊張，腸胃運動受抑制。

糾正之法首先是改為自然呼吸，減少腹肌的緊張用力，即可消除。如腹脹明顯者，可暫停練習，做腹部自我按摩或改為臥式或者半靠位練習。這樣較易使腹肌放鬆，腹脹腹酸會逐漸消除。

6. 腰酸背痛

腰酸背痛的症狀，多見於初學者，由於姿勢不正，未能沉肩含胸和鬆腰鬆腹所引起。或初學者體質虛弱，靜坐時間過長，超過了體力支撐的限度所引起。

遇到此種情況，應暫停腹式呼吸，身體微向前俯使胸腰部肌肉放鬆休息一下，再繼續練習；如是靜坐堅持時間太久引起的，應適當將靜坐時間縮短，待體力恢復後，再逐漸加長靜坐時間。

7. 昏沉、困盹、欲睡

靜坐初期由於環境安靜，雙目微閉，全身放鬆，思維活動減少，大

腦興奮性減弱，形成了睡眠的有利條件。故初靜坐者，易出現困盹入睡的現象。從生理學上來說，睡眠是大腦皮質的廣泛性抑制擴散，而靜坐的意守入靜，則是皮質機能的興奮集中，二者截然不同。靜坐中出現昏沉困盹的原因，一是由於意念未能集中，與奮性尚未提高時產生昏昏欲睡的現象；一是由於練功前過度疲勞，勉強練功所形成的。

如有昏沉欲睡現象時，可微張二目，或將身體晃動幾下，以驅散睡意，振作精神，再繼續靜坐。如重新出現困盹欲睡時，不易克服，說明與疲勞過度有關，應停止靜坐，安心睡一覺，待醒後疲勞解除時再度練習。

8. 肢體疼痛麻木

初練功時，由於內氣未充，氣血運行尚未暢通，加之練習者急於求成，可能出現身體局部麻木或輕微疼痛感覺。

如麻木疼痛的症狀感覺很輕，可以繼續靜坐，不去管它，待練習進一步後，氣血運行增強，麻木疼痛自會消失。如仍不能消失，可暫停靜坐，做一下局部活動和按摩後自會消失。

9. 發冷感

靜坐中突然出現身體發冷，甚至寒顫發抖，這可能是由於體質虛弱，內氣尚未激發出來的表現，一般不要為此異常現象恐懼，可繼續靜坐，多能在短時間內自行消。

如不能自行消失，可以加強鼻息法，以鼓動氣血流通，或暫停練習，活動一下，待冷感消失後再繼續練習。

10. 頭昏、頭脹、頭痛、耳鳴目眩

靜坐中出現頭昏、頭脹、頭痛及耳鳴目眩的症狀，多由於情緒緊張，用意念強度偏大，或刻意用意念導引氣血上頭，或意守部位偏高，如意守上丹田（印堂或百會），或強行呼吸閉氣引起。

如出現此症狀，應放棄意守，採取自然呼吸，待頭部症狀消失後，再繼續練習。如意守部位過高，應改為意守下丹田或湧泉穴。高血壓、動脈硬化症、冠心病患者及中老年人靜坐，應意守下丹田，不守上丹田。

靜坐的反應之二：特殊反應

前一節是一個抽象的講解，下面會專門針對一些特殊的靜坐反應加以論述。

1. 腿部的麻脹

根據我在學習靜坐過程中出現的反應，在開始階段最容易使人產生打退堂鼓想法的，就是隨著盤腿時間的推移出現的兩腿發麻或發脹，甚至渾身酸痛或不安，連帶引起心理的不寧靜。很多人會覺得苦不堪言，所以在靜坐最開始階段就草草結束了。

一些人還喜歡用一般生理常識來分析，認為出現這種現象是兩腿血管被壓迫的關係，與長時間保持一個姿勢有關，於是就認為它是很不好的現象。

實際上，從靜坐的經驗來講，這種現象並不完全是血管被壓的原因，而是氣機開始發生了反應。因為氣機在筋脈血管肌肉之間不能暢通流行，所以有了脹痛麻木的反應。反過來講，當腿麻到實在不能忍受時，只需輕鬆地放開兩腿，慢慢地讓它自然舒暢之後，便會感覺到由於經過這一段短暫時間的壓迫而換得的舒服快感。

事實上，當靜坐功夫到達某種適當的階段時，無論盤腿或不盤腿，

這種舒服的快感是長期存在的。此時，雖然長期盤腿而坐，不但對身體沒有妨礙，這種舒服和快感反而愈來愈盛。古代的先賢認為盤腿可以減短血液通道，其心容易入定。我的師父也是很注重盤腿，就像他所説：腿能盤起來，心才能收起來。高齡者練習盤腿的時候，由於柔韌性變差會覺得難以忍受，這個要有吃苦的心，當然也要注意循序漸進，慢慢從單盤過渡到雙盤上面。

2. 生殖機能的興奮

有關靜坐對於生殖機能的反應，為了講解的方便。必須把它分為腎臟機能和生殖機能兩部分來講，因為在成年人練習靜坐時，最初有反應的大多數是從腎臟部分（包括腰部）開始，日久功深，生殖器部分才發生反應。如果是少年人習坐，很多都是由生殖器部分先發生反應。

（1）腎臟部分的反應。即是説靜坐的時候，或在靜坐過後，腰背會發生脹、痛、酸、麻等情況。倘使因腎虧而患有陽痿、早泄、遺精病的人，可能因靜坐的關係反而更有遺精或早泄的現象。如果不得其法或不知對治，甚至有白日遺精、大小便時遺精與靜坐時遺靜的嚴重症候。關於這些現象的來源，中醫認為是腎虧的關係；西醫認為是與腎上腺、性腺和腦下垂腺分泌功能失調等因素有關。若是女性練習靜坐，素來患有腎虧之證，不但腰部疼痛不堪，甚至會有白帶增多等現象發生。

其實這不是因為靜坐而產生的不良後果與副作用。

而是因為靜坐的關係，發動身體內部氣機的潛能，在將要通過而尚未通過腎臟與腰部的階段，遇到這些有宿疾的神經與腺體而形成的障礙，

所以引起上述症狀的併發。

　　如果知道了這個原理，再得明師指導而知道對治的方法，過此一關，則一切相關的宿疾頓消，恢復健康壯盛自然不成問題。倘使沒有明師的指導，不知對治的方法，最好是暫時停止靜坐，等恢復健康時再來練習，如果又因靜坐而重發時，就不妨再停。如此持之以恆，再病再停，再停再坐。久而久之，自然就會完全恢復健康。但在此階段，最要緊的守則是必須要絕對斷絕男女的性行為，倘使能做到不但沒有性的行為，而且沒有性的慾念，那便是真正無上的大藥，更可以及早恢復健康。至於健康恢復中的變化反應，則因男女性別、年齡老少、體能強弱而有不同，沒有辦法一一評說，需要專門的老師來進行對治。

　　（2）生殖機能的反應。靜坐時，或剛剛下坐後，生殖器突然勃起，甚至久堅不下，猶如亢陽的狀態，同時引起睪丸部分微細神經的跳動以及前列腺、會陰部分輕微的震動。在女性而言，有子宮震動或收縮以及兩乳房膨脹的現象。

　　在靜坐的過程中，有了這種現象之後，如果不配合心理上的性慾衝動，那確是很好的情況。這是腦下垂體、腎上腺與性腺活動興旺的證明，對於身體的健康，是絕對有益的現象。但是無論年齡老少、男女性別，一有這種現象發生，十個有九個半都會引發性慾的衝動，從而引發頭昏腦脹的感受。甚至，還有胸悶或產生情緒煩躁的感覺，非常難以排遣。如果再因此而有了性行為之後，則前功盡棄。然而一般練習靜坐的人，難過此一關，而且不知調整對治的方法，即使勉強壓制，久久亦成為病態，與忍精之害有同樣的毛病。

149

關於靜坐中生殖機能反應的調整與對治的方法，也很繁複而一言難盡。如果真要專心致力於靜坐的人，最簡便而有效的方法就是減少飲食。佛教以過食為戒律的基本，並非完全屬於信仰的作用。諺云：「飽暖思淫慾，饑寒發盜心。」實在不是沒有理由的。不過減食與不食煙火，也並不是簡單易行的事，如果不明其理而不知運用之妙，因此而患了胃病，則得不償失，所以建議有專門人員的指導。

3. 背部與肩胛的反應

在靜坐的過程中，有人會感覺背部或肩胛部分脹痛，或者有神經緊縮等現象。它的原因雖然很多，歸納起來主要有兩點：一是氣機循督脈——脊髓中樞神經上升的必然現象；二是生理病態的反應。

（1）病態的反應。通常體弱有病或年老的人靜坐時會出現這種現象。所謂體弱有病，包括肺、胃、肝、心等內臟的病症，或者病根隱而未發。如果是有這些病症的人，當他練習靜坐到達某一階段時，就會感覺到背部脹痛猶如重壓，腰軟乏力或有疼痛等感覺，甚至還有背部神經抽搐痙攣等現象，或者感覺在肩膀連帶後腦的背部，有強硬難受的感受，或者脹痛得汗流浹背，或冷、或熱。

如果有了上述這些情形，首先必須了解這不是靜坐帶來的毛病，因為靜坐只是休息的方式之一，一個人甚至動物絕不會因休息而產生毛病的。這是證明自己生理上已經有了潛伏性的疾病的反應，是值得慶幸的事。因為不經靜坐的測驗，人還不知道自己身體已經有病。而且自己能夠感覺到有病痛，正是身體發出需要治療的信號，並非是病入膏肓的地步，

如果一個人受了傷，而不感覺傷處的疼痛，那才是傷勢嚴重的信號。如果傷勢稍好，便會感覺到疼痛，就像患了感冒的人，當病菌尚潛伏在內時，還沒有感冒的徵兆，如果開始發燒了，反而是感冒已經減輕了。因此在靜坐的過程中，有了這些現象，便須注重醫藥的治療以配合靜坐，只要具有堅定的信念，度過了這些難關，便自然而然的漸入佳境了。

（2）氣機的反應。如果是正常健康的身體，經過一個階段的靜坐練習便自然而然會產生背部和肩胛部分脹刺的感覺，甚至好像有一樣東西或一股力量在活動，只是很難向上衝舉，而且自己的意識也會產生潛在的企圖，好像覺得必須要衝過去才會輕鬆愉快，這種現象我們叫它為「河車」轉到「夾背」的一關，是打通督脈的過程現象。此時如果不能把心念放鬆，不能做到渾然「忘身」的意境，就會愈來愈有壓力，換言之，每逢這種情形，你的注意力越來越會向背部集中，自然而然想用意識假想的力量幫助它向上推進，因為注意力的愈加集中，反而使腦神經、胃神經愈加緊張，甚至會因過分用力，使心臟收縮，更會增加背部脹痛的感受。

如果能夠做到渾然「忘身」，或者運用智力而拋捨感覺的作用，只是一味沉靜無為、等待它的充實，它便會像接觸電機的開關一樣，「噠」的一下，豁然鬆弛，進入心境豁然開朗、精神特別充沛旺盛的境界。假使平常是塌腰駝背的人（受過外傷或生來如此的另當別論）到了那個時候，就會自然而然地挺直腰桿，開張胸腔，呼吸順暢，胃口爽開。

4. 頭部的反應

講到頭部與靜坐過程的反應，比其他反應更複雜。從中國傳統的醫

學觀念來講，「頭為諸陽之首」，所以它在靜坐中起的作用也更大。在丹道家的觀念來說，它包括了後腦的「玉枕」關，與頭頂的「泥丸宮」，都是很重要的部分。從現代醫學的觀念來說，它與小腦神經、大腦神經、間腦以及腦下垂體等組織有關，相當複雜，而且它與五官的神經細胞也都有密切直接的關聯。

因此某些修習靜坐的人，常常到此而發生嚴重的問題，一般世俗所謂的「走火入魔」，也都是在這個階段出了問題。所以建議初練靜坐時，要有專業老師的指導，防止走入歧路。

怎樣判斷靜坐的效果

　　練習靜坐沒有任何捷徑，也沒有任何魔法咒語可以讓你在短時間內得到成就，必須要有耐心、持久和努力。要想達到最後的進步，可能要付出很多的努力與很長的時間，否則它就像在逆流中行舟，不進則退。

　　如果期待能立即得到靜坐成果，那你很可能會失望。一位帶有野心追求世俗名利的人，無法快速且達到去除雜念的境界，更無法持續專心。

　　假使你希望在靜坐上有進步，必須為自己訂立練習的規則。適當的練習規則對於一位想得到勝利的運動員而言是重要的，相同地，適當的練習規則對於靜坐者想達到某一個持久性的進步也很重要。在訂定你的規則時，要像吉他的弦一樣，不能太緊，也不能太鬆，不要失去感覺上的協調。

　　那麼如何判斷靜坐有進步呢？身體上的變化是比較容易覺察到的，但要評估一個人精神上的進步卻不容易，這裡有一個基本的法則，可以參考測量真正進步與否：假使你感受到快樂、安詳與寧靜的情形增加，而擾亂、沮喪、煩惱、憂慮的情形減少，這時你就真正得到進步了。

　　如果再進一步，我們大致可以列出以下標準：

標準1：身心是否合一

身體在哪裡，心就在哪裡；身體在做什麼，心就在做什麼——身心不可分離，身心須一致。例如在廚房中挑菜、洗菜、切菜，心就放在對菜的動作上，心中不起其他念頭。或者炒菜時，手在動，心也要專注在炒菜上，頭腦裡沒有其他的雜念。這些都是身心一致的表現。

記得我在日本看茶道表演的時候，一位70歲左右的老太太負責在一個撐開的傘柄上插一朵花，她將花插上以後，會緩緩退到極遠處仔細看那朵花，然後走回來將調整花的位置，然後再退到極遠處，仔細觀察，再回來調整那朵花，三番五次，不厭其煩，臉上一直洋溢著專注和歡喜的面容，如此退後前進，左右挪動，上下觀察，專注而祥和，目的是讓品茶的人在品茶過程中所見之處都充滿禪意，這種行為就是在日常生活中身與心完美合一的一種表現。

所以做任何一件事，均應將心放在那件事情上，只為那件事用心，就是正念而非妄念。因此，要經常讓身體的動作和心的念頭保持合一的狀態。

 標準2：心眼是否合一

中國人很講究看面相，認為外在的面相是內心在外部的一種反應，比較高明的人甚至可以從你不自覺的舉動看出你內心的想法。俗話說得

好：眼為心之苗，也就是說眼睛在表現內心變化的時候最為直接和準確。一個內心胡思亂想的人，他的眼神一定也是飄忽不定的，不可能表現出專注和堅定。因此之故，可從人的眼神中觀察出此人是否思想集中、穩定。

　　因此在日常的生活中要著力鍛鍊自己的眼神和心神配合在一起，心中所想，眼之所聚，眼之所看，心之所想，久而久之，你的眼神會發生變化，你心中的正能量也會無形當中傳給周圍的人們，這個時候語言已經顯得多餘，一眼過去，心知肚明，一眼過去，心中堅定。

標準3：心口是否合一

　　我曾經參加過很多會議，見過某些主管演講，很明顯能夠看出來他們的稿子不是自己斟酌寫出來的，他們在演講的時候，更多的眼神是在觀察當時場景的變化，這就是典型的心口不一。

　　因此，說一句話就是這一句話，說什麼事就是什麼事，很清楚地知道自己在說什麼；講完一句，下一句話自然出來。不過在講話以前，應該先考慮要說些什麼，不是想講什麼就隨便脫口而出，那就變成胡說八道，根本不知道自己在講什麼；或許也沒什麼話可講，就是想用嘴巴不停地講，這就是妄想，不是心口一致。

　　心口合一必然知道自己要講什麼，表達出來以後也是清清楚楚的。經常練習靜坐的人對自己身體的動作、語言的行為，都了解得清清楚楚，如此就不會做錯事、說錯話了。

在日常生活之中，要對自己的任何一個動作全部負責，也就是「一步一個坑」，腳踏實地，步步為營。走路步步為營，講話也是步步為營，任何動作都該步步為營。不是雜亂無章，而是要身心合一、心口合一。

少一些妄想，加一點正念，則智能日增，可開智慧。智慧開了，必然使煩惱和困擾消除。唯有心得穩定，才能減少煩惱。唯有練習身心合一、心口一致，則心中的煩惱必然日漸減少。當外在的境界擾亂時，你只要注意自己心裡在想什麼，眼睛在看什麼，耳朵在聽什麼，煩惱就不存在。

如果你在練習靜坐之後，發覺以上三個方面都能兼顧，那麼恭喜你，這就是靜坐有成的最大體現。

第五章

靜坐：練習要訣篇

練好靜坐的要訣

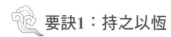 **要訣1：持之以恆**

做事情成功的人都有一顆恆心在，練習靜坐看起來是一件很簡單的事情，但能夠堅持坐下去其實並不容易，一開始可能鬥志昂揚，但漸漸就會覺得沒有意思，產生退縮的心理，這時候是最需要我們去進行磨練的，無論如何忙碌，必須繼續行持，不可一曝十寒，只有這樣才能獲得靜坐的成效。

我在教學的過程中發現，人們在練習靜坐的時候，早期的強迫堅持非常重要，尤其是第1週內，思想上稍有放縱，很容易前功盡棄，大概堅持3週左右，痛苦的感覺就會慢慢地消失，取而替代的是一種習慣，一旦習慣養成，靜坐就會伴隨你終生，成為你養護身體的利器。

要訣2：不求速效，不能操之過急

　　靜坐時最忌諱的就是急功冒進，剛剛開始練習就希望自己達到一個較高的程度，這是必須去克服的心理，一切要掌握「自然」兩字的原則。譬如靜坐本來可以消除疾病增進健康，但這種要求除病和健康的念頭在靜坐時也應該摒棄，一切隨其自然，不要急於求成。因為靜坐必須日積月累，才能達到身心變化的功效，正和食物的營養相同，不慍不火最好，一旦產生貪的念頭就會導致心念執著，氣血也會隨著執著的心理形成阻滯和堵塞，所以在練習靜坐時我們只要堅持下去，你能夠收穫到的就是健康。練習速度雖然不快，但是一直前行，意志力會達到一個前所未有的高度，這對於自己在日常生活或工作中去應對各種各樣的事情都是很有好處的。

要訣3：一切勿理

　　靜坐時非常講究萬緣放下，一心練習靜坐。這個過程當中，一開始會雜念紛飛，這時候我們要做到的是不予理會，但是也不要因為出現雜念而產生煩躁的感覺，雖然過程中會受到各種心境的干擾，但是時間長久以後就會慢慢心境澄明起來。

　　一開始練習以收起雜念為要，所以盡量減少外在刺激，可以選擇合適的環境，把眼睛閉上，但是這個時候我們的耳朵，我們的皮膚還會感受外在刺激，使得心中生出妄念，最難處置。這時宜收視返聽，不問不聞，

只管自己用功，要久久練習，養成「泰山崩於前而色不變」的氣概最好。當然說起來容易做起來難，當我們逐漸達到這一步，就不僅僅是身體健康的問題了，我們的氣質和強大的心理會讓我們在俗世生活中處理事情游刃有餘，這也是俗世當中的人們訓練靜坐能獲得的效果。

要訣4：痛改習氣

我們在練習靜坐之前，身上或多或少會存有很多習氣，年齡愈高積存在身上的習氣就愈多，比如貪慾、嗔恚、愚痴、驕慢等種種煩惱，這時候我們就要把靜坐作為克服身上這些壞毛病的好辦法，要和它們抗爭並逐步克服。只有這樣，才能使靜坐功夫獲得不斷的進步。

要訣5：淡然面對靜坐中的心理反應

靜坐到一定時間，我們的身體會發生各種各樣的變化，既有生理的也有心理的，比如身體往往會發生顫動和發熱的感覺，腦部也常常會有霹靂般的震動現象；心理方面，有時也可能出現種種幻境。這些現象，因各人的體質和心境而有不同，都出於自然，不可強求，也不可遏抑。當然也有靜坐多年，身心方面得到很大改善，而不發生這些現象的。同時，這些現象的發生，並沒有什麼神秘可言，不過是由於靜極生動而引起的生理和

心理上的變化反應。所以學習靜坐的人應該保持不追求、不好奇、不執著的狀態。

　　生活中，很多人雖然想練習靜坐，卻難得有時間練習，或者練習的時間不夠充裕，所以真正獲得靜坐效果或有境界的人並不多見。其中也有一種原因是對靜坐並不了解，或者是對靜坐中應該注意的事項並不清楚，而沒能堅持下來。所以靜坐練習還是要抱持一種決心，按部就班，遵照靜坐的規則來進行。照靜坐的方法一步一步去練習時，不分男女老幼、在家人或出家人，每個人都能達到靜坐的理想境界。

選擇靜坐食物

　　食物的營養對於人，就如同油對於車子。車子要加油時，我們一定會加合適的、沒有雜質的油，車子才能順利運轉，同理對於我們的身體更要愛惜，不能吃不恰當的食物。

　　在靜坐的過程中，因為食物當中所蘊含的能量不同，因而對於身體的補充會產生不一樣的表現，這時候我們對食物的選擇就顯得非常重要。食物在體內經一連串的轉換，由乳糜、血液、肌肉、脂肪、骨骼、到骨髓，直到成為身上的細胞、組織和系統，同時也提供活動所需要的能量。

　　其中有些食物會對我們身體起到滋養和補充的作用，我把它稱之為正能量食物；而有的則可能對身體產生非常有害的影響，我把它稱之為負能量食物。

正能量食物

　　正能量食物食用後極易消化，在體內不易堆積尿酸及毒素，消化後在身上產生的能量使身體變得健康輕鬆和精力充沛，身心變得清澈、自律和喜悅，同時產生博愛、希望和憐憫的胸懷，讓心靈平和與穩定。這些食

物包括所有穀類及其製品如米、麥、麵、玉米、麵包、不含蛋的小西點、大麥、燕麥、水果、大多數的蔬菜、牛奶與乳類製品、堅果、豆類及大豆製品如豆腐、豆漿、溫和的香料等。

常見的正能量食物列舉如下：

1. 茄子：「霜打茄子」是好藥

在中醫方劑及民間驗方中，時常使用「秋後老茄子」「霜打茄子」。越來越多證據表明，茄子具有抗癌功能。曾有試驗將從茄子中提取的一種無毒物質，用於治療胃癌、子宮頸癌等收到良效。另外，茄子中含有龍葵鹼、葫蘆素、水蘇鹼、膽鹼、紫蘇苷、茄色苷等多種生物鹼物質，其中龍葵鹼、葫蘆素被證實具有抗癌能力，茄花、茄蒂、茄根、茄汁皆為良藥，古代就有用茄根治療腫瘤的記載。

茄子還含有豐富的營養成分，除維生素A、維生素C偏低外，其他維生素和礦物質幾乎跟番茄差不多，而蛋白質和鈣甚至比番茄高3倍。

2. 苦瓜：李時珍稱其為「一等瓜」

苦瓜受到的待遇可謂兩極分化嚴重，不少人很「好」這一口，也有人對其敬而遠之。但真正給它「好身份」的卻是明代大醫學家李時珍，他稱其為「一等瓜」，是不可多得的抗癌良藥。

現代醫學更證明，苦瓜的抗癌功效來自一種類奎寧蛋白，它是一種能激活免疫細胞的活性蛋白，通過免疫細胞做「二傳手」，將癌細胞或其他不正常的細胞殺掉。苦瓜種子中含有一種蛋白酶抑制劑，能抑制腫瘤細

胞分泌蛋白酶，從而抑制癌細胞的侵襲和轉移。

3. 海帶：可預防乳癌和甲狀腺腫瘤

海帶中藥名為昆布，可預防乳癌和甲狀腺腫瘤。海帶富含碘，能預防甲狀腺腫（又稱「大脖子病」）。實際上，海帶還有諸多「本領」：它含有海藻酸鈉與具致癌作用的鍶、鎘有很強的結合能力，能將它們排出體外；海帶可選擇性消滅或抑制腸道內能夠產生致癌物的細菌，所含的纖維還能促進膽汁酸和膽固醇的排出；海帶提取物對各種癌細胞有直接抑制作用。

4. 地瓜：抗癌佳品

地瓜別名甘薯、紅薯、白薯，被認為是祛病延年、減肥保健的絕佳食品。其實地瓜也有強大的防癌功能。最近科研人員在地瓜中發現了一種去氫表雄酮的物質，能預防大腸癌和乳癌的發生。

5. 南瓜：被譽為「神瓜」

在某些國家南瓜被譽為「神瓜」，因為它既可為糧，又可為菜。南瓜可預防肥胖、糖尿病、高脂血症和高膽固醇血症等，對癌症預防也有很好的效果。南瓜維生素A的含量之高，是常人無法想像的。南瓜還含有豐富的維生素C、鈣質和纖維素，非常有益身體健康。

6. 麥麩：最好的防癌食物纖維

別名麩子，是小麥磨粉時脫下的種皮，過去常用作飼料，作為不食用。用麥麩餵牲口，牲口皮膚紅潤，毛髮油亮，極顯健康。現在麥麩日益受到人們的重視，為了健康，西方不少機構號召人們吃全穀食物、全麥食物。

麥麩是小麥主要營養成分的「倉庫」，維生素B群、硒、鎂等礦物質及纖維素幾乎都集中在它身上。它能預防結直腸癌、糖尿病及高膽固醇、高脂血症、便秘、痔瘡等。因此，不少專家認為，麥麩是最好的防癌食物纖維。紐約醫院醫學中心一項對患者的實驗研究發現，每天一份麥麩可使早期直腸息肉在6個月中收縮。與此同時，研究還發現，富含麥麩的飲食可降低停經前婦女的雌激素含量，從而減少發生乳癌的危險性。

7. 白蘿蔔：根莖類蔬菜中的「健康守護神」

白蘿蔔別名萊菔，品種多，皆為抗癌能手，所以有農諺：「冬吃蘿蔔夏吃薑，一生不用跑藥堂」以及「十月蘿蔔水人參」之說。日本、美國醫學專家認為白蘿蔔是根莖類蔬菜中的「健康守護神」。

白蘿蔔具寬胸、化痰、利尿之功能，其中含有多種酶，能消除亞硝胺的致癌作用，而其富含的本質素則能刺激肌體免疫力，提高巨噬細胞的活性，增強其吞噬消滅癌細胞的能力。

白蘿蔔的辣味來自芥子油，可刺激腸蠕動，促進致癌物的排出。此外，白蘿蔔中維生素C含量比蘋果、梨高出8～10倍。

8. 奇異果：維生素C含量居水果之冠

奇異果本是南方山區野果，現在已移栽到全國各地。其果實富含糖、蛋白酶、維生素、有機酸及多種礦物質。奇異果維生素C含量居水果之冠，每100克果肉含200毫克，幾乎是柑橘的100倍，番茄的30倍，還含有豐富的維生素P，具有保護血管的功能，營養價值甚高。最可貴的是，奇異果還含有其他水果中少見的鎂。

對愛美的女士來說，奇異果是最合適的減肥食品。因為它雖然營養豐富但熱量極低，其特有的膳食纖維不但能夠促進消化吸收，還可以令人產生飽腹感。因此，奇異果是減肥與營養兼顧的最佳選擇。

9. 竹筍：減肥佳品

具有減肥，開胃健脾，通腸排便，預防癌症，增強免疫力，清熱化痰等效用。

10. 香蕉：抗疲勞的快樂果

香蕉是含鉀最多的水果。鉀被人體吸收以後，能夠幫助產生血清素，血清素會向我們的神經末梢發出信號，讓我們覺得快樂。它還可以防便秘，也可以抗疲勞，如果老人家覺得容易疲勞，應該多吃香蕉。

香蕉能夠輔助治療動脈硬化症，方法如下：新鮮的香蕉250克、冰糖100克、白米100克，先用大火把白米煮開，煮沸以後，再加入香蕉和冰糖，慢火煮30分鐘就可以了。

11. 紅棗：天然維生素

紅棗最突出的特點是維生素含量高。在國外的一項臨床研究顯示：持續吃紅棗的病人，健康恢復速度比單純吃維生素補充劑快3倍以上。因此，紅棗就有了「天然維生素」的美譽。常食紅棗可治療身體虛弱、神經衰弱、脾胃不和、消化不良、勞傷咳嗽、貧血消瘦，其養肝防癌功能尤為突出，故有「日食三顆棗，百歲不顯老」之説。

12. 鐵棍山藥：補虛上品

鐵棍山藥是一味珍貴的中藥材，因表皮顯鐵鏽色，故稱為鐵棍山藥，被歷代醫家所推崇。可以作為中藥製成多種丸藥，如六味地黃丸等。

明朝龔延賢所著《壽世保元》載山藥以河南懷慶者良：《神農本草經》將山藥列為「主傷中，補虛，除寒熱邪氣，補中益氣，長肌肉，久服聰耳明目」之上品；《日華子本草》説山藥助五臟，強筋骨，長志安神，主泄精健忘；《本草綱目》認為，山藥能益腎氣，健脾胃，止瀉痢，化痰涎。

現代藥理研究證實，鐵棍山藥具有營養滋補、增強機體免疫力、補氣通脈、鎮咳袪痰、平喘等作用，能改善冠狀動脈及微循環血流，可治療慢性氣管炎、冠心病、心絞痛等。鐵棍山藥具有補氣潤肺的功用，既可切片煎汁當茶飲，又可切粒煮粥喝，對虛性咳嗽及肺癆發燒患者都有很好的治療結果。秋季天氣較乾燥，易傷肺津，招致陰虛，出現口乾、咽乾、唇焦、乾咳等病症，此時進補山藥最為適合，因山藥是平性食物，為滋陰養肺之上品。

13. 山楂：天然降脂藥

山楂是天然的降脂藥，主要含有山楂酸、檸檬酸、脂肪分解酸、維生素C、黃酮、碳水化合物等成分，具有擴張血管、改善微循環、降低血壓、促進膽固醇排泄而降低血脂的作用。但是，山楂是酸性食物，不宜空腹食用，也不宜多食、長期食用，最好在飯後食用。

14. 香菇：去脂良品

香菇有消脹氣、去脂、降血壓等養生功效。其中所含的纖維素能促進胃腸蠕動，防止便秘，減少腸道對膽固醇的吸收。香菇還含有香菇嘌呤等核酸物質，能促進膽固醇分解。常食香菇能降低總膽固醇及甘油三酯。

15. 洋蔥：蔬菜皇后

洋蔥的防癌效果特別明顯，被譽為歐美的「蔬菜皇后」。美國醫學專家主張每人每天吃50克左右的洋蔥可預防胃癌。洋蔥含有硫質和人體必需的維生素，可清除體內廢物，延遲皮膚老化，防止老年斑出現。洋蔥不但能降血壓，還含有具有抗癌效能的微量元素硒。硒是一種極強的抗氧化劑，能使惡性腫瘤得不到氧分供應，從而起到抑制腫瘤的作用。同時，硒還可促使人體產生一種叫谷胱甘肽的物質，谷胱甘肽具有解毒作用，能幫助排除體內毒素。

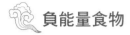 負能量食物

負能量食物常分為兩類。

一類是食用後在身上產生的能量，會使人身心變得好動，若食用過多會使人變得過分積極、煩躁不安，甚至產生憎恨、嫉妒、沮喪、恨怒、恐懼等情緒而失去鎮靜平和心態。

這類食物包括咖啡、濃茶、可可、醬油、汽水等。

另一類食物食用後在身上產生的能量，會使人嗜睡、昏沉、不安，身體易生倦，身心變得粗魯，產生慵懶和不可遏止的慾望，缺乏生命力和開創力。

這類食物包括所有的肉類、蛋、芥末、蒜、酒、煙、鴉片、大麻、毒品。

此外，陳腐的食物、放置過久的食物或過量的飲食，也會變為負能量食物。

具體列舉負能量食物如下：

1. 人造的食物

如汽水、運動飲料等。

汽水會腐蝕牙齒，刺激胃酸，消耗身體中的鈣質。運動飲料含有大量鈉離子，會造成身體電解質不平衡，加重腎臟負擔，特別不宜在晚上飲用。

2. 冰凍的食物

如冰棒、冰淇淋、冷飲等。

低溫的食物會刺激食道發炎、降低胃的蠕動率以及阻塞氣脈。

3. 刺激性的食物

如煙、酒、咖啡、可可、茶及含咖啡因的飲料等。

煙會阻塞氣脈，酒會麻痺腦神經，咖啡會激心臟，可可對腎、肝、大腸不好，茶會刺激胃。

4. 燒、烤、油炸的食物

如燒餅、油條、泡麵等對肝不好。

5. 不易消化的食物

炒飯、炒麵因含有很多油，而糯米因有黏性不易消化，都對胃不好。

6. 加太多調味料的食物

蒜、蔥、辣椒、胡椒都會刺激口腔、食道及內臟。

7. 含保鮮劑、抗氧化劑、防腐劑的食物

含有這些東西的食物，會破壞肝、腦、神經系統，最好不要吃。

總之，我們在選擇食物時除了考慮對自身的影響外，也要考慮到與萬物的和諧關係，因此我們建議選擇食物時：

除非治療身體疾病的需要，我們應該多吃正能量食物，少吃或者不吃負能量食物。多吃含葉綠素的蔬果。盡可能地選擇意識發展比較低的物種為食物。要宰殺已有意識或意識尚未發展的動物之前，先考慮一下不殺害這些動物時，人類是否也能健康地生活。這也就是存在慈悲心會讓我們身體的正能量得到蓄積的道理。

認識食物的消化時間，有效輔助靜坐

下面，我們來了解一下食物的消化時間，這對於進餐後多久開始練習靜坐具有重要的作用。

不同種類食物的消化時間：

（1）水果類。30分～1小時，瓜類水果（如西瓜）最短，香蕉最長。

（2）蔬菜類。45分～2小時，瓜類蔬果（如冬瓜）最短，其次為茄類蔬果（如番茄、茄子），之後是葉類蔬菜（如菠菜、小白菜）和十字花科類蔬菜（如花椰菜），消化時間最長的是根莖類蔬菜（如地瓜、芋頭）。

（3）穀物類。90分～3小時，流質或半流質的穀物食品（如粥）消化時間較短，經過發酵且沒有添加油脂的食物（如饅頭、不含油脂的麵包）也比較容易消化。

（4）蛋白質。90分～4小時，牛奶、豆漿等流質蛋白質食品比較易消化，而要將牛肉、雞肉等蛋白質豐富的肉類完全消化則需要4小時或更長。

（5）脂肪。2～4小時，但是我們很少會單獨攝取脂肪，通常是和蔬菜或穀物一同攝取。脂肪與穀物或蛋白類食物共同攝入時，會延長它的消

化時間，所以像蛋糕這種包含大量油脂、蛋白質和碳水化合物的食品會對腸胃造成較大負擔，大概需要3～4小時才能完全消化。

靜坐並非要在饑腸轆轆的情況下才能練習，太過饑餓時人體血糖大幅下降，反而不利於練習。在三分飽的狀態下練習是比較合適的，如果你在練習前1小時只吃了水果或容易消化的蔬菜或是只喝了一些粥，那麼你大可不必因為它們而放棄練習。

調整睡眠好靜坐

如前文所述，調睡眠是練習靜坐重要的「五調之一」，可平時應該怎樣調睡眠呢？

記得有一次和寺院一位禪修多年的老法師在一起聊天，主要講的就是日常生活習慣和靜坐之間的關係，聽完之後，獲益匪淺。我將其中重點整理如下：

第一條：每天晚上子時之前一定要睡覺

現在很多醫生都會告誡病人，要在晚上11點前睡覺，而且必須在11點鐘之前睡著。如果每天子時（相當於晚上11點至凌晨1點）前不睡覺，很多老中醫就會說「不幫你治了」。其實不是不治，而是治不好了。因為在少林寺的養生概念中，睡覺是人生第一件大事。

為什麼這樣說呢？

我們都知道日有日的規律，月有月的循環，年有年的往復。生物節律與人的健康關係是十分密切的。如果人的「生理時鐘」的運轉和大自然的節律合拍、和諧、融洽，就能「以自然之道養自然之身」。這是起居養

生中必須遵循的重要一點。

　　曾有一居士向禪師請教：「為何太陽晨升暮落，人有生老病死？」禪師説「運也」，並講了下面這番道理：公雞破曉啼鳴，蜘蛛凌晨4點織網，牽牛花凌晨4點開放。這些奇妙的現象，説明在大自然裡，一切大小生物的活動都表現為一定的節律性。

　　在農村生活過的人，常常夜晚會在莊稼地裡聽到拔節的聲音。這就是植物白天吸收了太陽能量之後，晚上細胞分裂以促生長的聲音。

　　人和植物同屬於生物，細胞分裂的時間段大致相同，白天活動產生能量，晚上開始進行細胞分裂，推陳出新。而且陰主靜，晚上人隨著地球旋轉到背向太陽的一面（陰面），正是老天讓人休養生息的良辰，所以常睡覺的嬰兒長得胖、長得快，而常吵鬧的孩子發育不良，就是這樣的道理。如果錯過夜裡睡覺的良辰，細胞的新生遠趕不上消亡，人就會提早衰老或生病。人要順其自然，就應跟著太陽走，即天醒我醒，天睡我睡。人在太陽面前小如微塵，「與太陽對著幹」是愚蠢的選擇，遲早會被太陽巨大的引力摧垮。這是客觀真理。

　　從醫學上看來，亥時（晚上9－11點）三焦經旺，三焦通百脈。亥時入眠，百脈皆得濡養，故百歲老人的共同特點即晚上9點（亥時）之前入睡。女性若想長久地保持容顏姣好，就要做到早睡早起。

　　子時（晚上11點至凌晨1點），膽經最旺，如若不睡，大傷膽氣，由於十一臟皆取決於膽，膽氣虛，全身臟腑功能下降，代謝力、免疫力也紛紛降低。膽氣支持中樞神經，膽氣受傷易患各種精神疾病，比如抑鬱症、精神分裂症、強迫症、躁動症等。子時膽經漸旺而人如不臥，則膽汁更替

不利，過濃而結晶成石，久之即得膽結石，如果把膽給摘了，人就膽怯了，全身的免疫力只剩一半，所以按照少林醫學的觀點千萬不能摘，要用膽本身系統的巨大潛能把結石化掉。

丑時（凌晨1－3點）肝經最旺，丑時不眠，肝無法解除掉有毒之物產生新鮮血液，又因藏血不利，面呈青色，久之易患各類肝病，大都是因為違反自然規律過了子時不睡覺造成的。A型肝炎比較好治，B型肝炎就很難治。B肝病毒帶原者，多是由於晚上經常不睡覺，人太虛弱了，也就是說秩序太亂了，病毒已經到了細胞裡了。只不過暫時病毒還沒有能力造成肝炎，當人身體處於免疫最薄弱的時候就形成肝炎，B型肝炎就意味著將來有40%～60%的機會罹患肝硬化。

不遵守交通規則就會出車禍，不按時睡眠會生病。熬夜的人，無論男女，直接傷肝，日久傷腎，逐步造成身體氣血雙虧，每天照鏡子時會覺得臉上灰土一片。這時候就是天天吃營養品，天天鍛練身體，也不能挽回睡眠不足或睡眠品質不佳帶來的傷害。因此，早起沒關係，但晚睡絕對不行。尤其是總感覺精神鬱悶的人，肯定是太晚睡，傷肝傷精傷膽所致。這樣的人，眼睛往往也不舒服，心情多抑鬱，快樂的時候不多（肺氣也受影響，長期得不到有效宣洩的原因）。還有的人認為晚上睡得晚了，白天可以補回來，其實根本補不回來，即使感覺補過來了，其實身體氣血已經損傷大半了。

所以失眠或真要熬夜的人，正值子時的時刻，即使有天大的事也要停下來，睡不著也要訓練自己睡著。

過了正子時以後，你不會想睡了，還很糟糕。更嚴重的，到了天快

亮，凌晨四五點鐘卯時的時候，你又累得想睡，這時如果一睡，整天都會頭昏。

第二條：睡時宜一切不思

靜臥枕上，鼻息調勻，自己靜聽其氣，由粗而細，由細而微細而息。視此身如無物，或如糖入於水，先溶化大腳趾，然後是其他腳趾，接著腳、小腿、大腿逐漸融化，最後化為烏有，自然睡著。如有思想，切勿在床上輾轉反側，此最耗神，可起坐一時再睡。實際上，對於現代人來說，要想在晚上11點前入眠，提早上床醞釀也很關鍵，給心一段慢慢沉靜下來的時間。中醫認為，人睡覺是「先睡心，後睡眼」，說的就是這個道理。

如果還是睡不著，可以在睡覺前簡單的壓腿，然後在床上自然盤坐或者跏趺坐，兩手重疊放於腿上，自然呼吸，感覺全身毛孔隨呼吸一張一合，若能流淚打哈欠效果最佳，到了想睡覺時倒下便睡。

第三條：午時宜小睡或靜坐養神

午時，即上午11點至中午1點，為陰生之時。此時如不能睡，可靜坐1刻鐘，閉目養神，則心氣強。凡有心臟病者應注意，每日於此二時小休

一會，則元氣日強，不生心跳、腹瀉或或小便頻速之病。

　　經常靜坐的讀者應該體會很深，正午只要閉眼真正睡著3分鐘，等於睡2小時，不過要對好正午的時間。夜晚則要在正子時睡著，5分鐘等於6小時。

　　這裡面的學問就很大了，簡單的睡覺同宇宙法則、地球法則、易經陰陽的道理有直接的關係，順應規律睡覺，堅持一段時間，你會感覺到，心臟下面有一股力量降下來，與丹田的力量融合，所謂「水火既濟」，豁然開朗，那你睡眠就夠了，精神百倍。

🌀 第四條：一定要早起

　　即使在冬天，也不可超過凌晨6點起床，春夏秋季盡量在凌晨5點之前起床，因為人在寅時（凌晨3－5點）肺經旺的時候起床，能夠使肺氣得以舒展，以順應陽氣的舒長，來完成新陳代謝，肅降濁氣，這樣有助於養肺和順應太陽的天勢升起人體陽氣，使人一天陽氣充足。否則，就好像發動機，過了這段好時機就很難發動人體陽氣，人體陽氣淤積在下部不能由命門向上發動升起，會形成淫氣，嚴重損害人的身心健康。

　　早晨5－7點是人體大腸經最旺的時候，人體需要把代謝的濁物排出體外，此時如果不起床，大腸得不到充分活動，無法順利完成排濁功能，使濁物停留而形成毒素，危害人體血液和臟腑。

　　早晨7－9點人體胃經最旺，9－11點人體脾經最旺，這時人的消化吸

收運化的能力最好，正是享用早餐以吸收營養的時間。如果這時還不起床，胃酸會嚴重腐蝕胃黏膜，人體在最佳吸收營養時間得不到營養，長此下來會罹患脾胃疾病，造成營養不良、中氣塌陷。所以千萬不要賴床，賴床會造成頭昏、疲憊不堪、睡眠不足。歷史上許多名人都有凌晨三四點鐘起床的習慣，比如華盛頓、拿破崙、康熙皇帝、曾國藩等。

另外早起能增加工作效益，俗話說：「三天早起，一天工。」現在醫學證明，早睡早起的人精神壓力較小，不易患精神類疾病。早晨不要太早出去鍛鍊，因為早晨在太陽沒有出來之前，地下的瘴氣、濁氣正往上走（尤其是城市），這些氣對人體損傷是很嚴重的。

 ## 第五條：睡眠的起居注意

了解睡覺的規律就像了解交通規則，不懂就容易出事故。

注意睡覺一定要關窗，不能開風扇、不能開空調，人生病很多都與此有關。因為人在睡眠之中，氣血流通緩慢，體溫下降，身體表面會自然形成一個陽氣層，叫「鬼魅不侵」，什麼意思呢？陽氣足的人，不做噩夢，就是這種陽氣占了上風。開空調、開風扇，情況就不一樣了，開窗戶，窗戶走的是風，風入的是筋，如果開空調，也有風，風入筋，寒入骨，早上起來，身上發黃，臉發黃，脖子後面那條筋發硬，骨節酸痛，甚至有人就開始發燒，這就是風和寒侵入到了筋和骨頭裡的緣故，也就是氣受傷了。

　　所以說晚上睡覺不開窗，不開空調，不開風扇，連房門也關上，效果最好。如果熱，把房門打開，把窗戶關上，效果就差了一點，但是不至於第二天早上起來渾身乏力，後背僵硬。

　　記得我讀書的時候，夏天很熱就睡在屋頂上，雖然有風吹著能夠睡著，但是早上起床總是覺得身體很倦，原因就在這裡。所以夏日炎炎，各位要是實在太熱的話，可以將房門窗戶關上，然後打開空調，不要待在房間，出去散步，回來後房間溫度降了下來，關空調，訓練自己盡快進入睡眠。這是夏天養生之大法。有人問把客廳的空調打開，然後再把臥室的門打開行不行，其實這和直接開空調睡覺是差不多的，開了空調以後，空調那個寒進了骨，所以心裡發冷，怎麼辦？補腎陽、補中氣，什麼時候補到心裡不冷，燒就退了，寒就出去了。

　　晚上不能暴飲暴食。中醫說：胃不和則臥不安。肝膽在下焦，如果胃出現問題的時候，就會出現寢睡不安，一個是胃寒，如果這個人胃陽本來就不足，又喝太多綠茶，就會出現胃寒，胃寒的時候人是睡不好覺的；再一個是胃熱，就是熱氣往上走，嘴裡喘的都走熱氣，像這種情況也睡不好覺；再一個是胃燥，口乾舌燥，胃裡感覺到燥；還有一個就是胃厚，這種情況就是吃了那種厚膩的味道，比如吃海鮮、魚、燉雞，因為味道鮮美，吃多了，這些東西在胃裡面要得到稀釋，不稀釋它，肚子就悶悶的，所以也睡不好覺；再加上個腹脹，肚子脹鼓鼓的，翻來覆去也睡不著；最後是胃氣太虛，冒冷汗，這也睡不好覺。所以中醫提倡晚上吃少，盡量不要暴飲暴食，這看似影響的是胃，其實危害最大的是睡眠。

　　睡覺時四肢要暖。因為四肢是陽之本，這個大家知道，四肢不暖，

肯定是腎陽不足，應該在睡覺之前暖和手腳，同時手腳和肚臍、背後的命門都要蓋好。這裡教平時腎陽虛的人一個好方法，就是治療期間睡覺時穿上棉襪和戴上手套睡覺，剛開始可能不太習慣，慢慢就好了，堅持一段時間效果會非常明顯。

關於睡覺的姿勢，入睡快的人可右側臥，右手掌托右耳。右掌心為火，耳為水，二都形成水火即濟，在人體中形成心腎相交。久之，養心滋腎。

總之，按照以上幾個原則把睡眠調整好了，對於練習靜坐具有極大的效果，讀者不可不知。

附錄

先賢靜坐心悟集萃

附錄1：歷代靜坐詩抄

　　歷朝歷代靜坐的先賢們勤於練習靜坐，並且從靜坐中獲得了很多受用的東西，為了把這種歡喜心留下來，於是有了很多在家和出家人的詩賦，讀之津津有味，現摘抄下來，希望能讓學習靜坐的同道們更增進步之心。

靜坐

靜坐杳無念，臨流望遠天；

浪花圓復破，云氣斷還連。

狎水輕鷗去，摩空野鶴還；

如何此時意，不得向人傳。

望湖亭坐月

樹迴籠煙合，湖平印月空；

片雲傳遠谷，一鳥度高風。

妙悟世情外，真機獨坐中；

物交吾不役，轉覺此身雄。

山中雜詩

開窗北山下，日出竹光朗；

樓中人兀然，鳥雀時來往。

晏坐不覺暝，明月上東閣；

相對兩悠然，時聞木葉落。

寒風客衣薄，依岩曝朝旭；

坐久不知還，山童報黍熟。

時穿深竹坐，翠葉於室密；

落日照前山，松間一僧出。

覺庵

念起則為凡，覺之則為聖；

人言此為覺，此覺未真正。

但了一切空，聖凡皆幻影；

晏坐不言中，澄心如古井。

新秋

淡淡秋光點晚庭，新涼閒望遠山青；

性情偏覺鄉居好，四壁蟲聲趺坐聽。

心傳一句靜中參，趺坐山門對夕嵐；

平淡生涯還自得，秋燈深夜共僧談。

獨坐

頻向心頭認故吾，太虛雲海月模糊；

公餘獨坐真堪笑，天下本來一事無。

山中立秋偶書

風吹蟬聲亂，林臥驚影秋；

山池靜澄碧，暑氣亦已收。

山峰出白雲，突兀成瓊樓；

袒裼坐溪石，對之心悠悠。

倏忽無念定，變化不可求；

浩然發長嘯，忽起雙白鷗。

詠懷

盡日松下坐，有時池畔行；

行立與坐臥，中懷淡無營。

不覺流年過，亦任白髮生；

不為世所薄，安得逐閒情。

賽山子詩

岩後獨靜坐，圓月當天耀；

萬象影現中，一輪本無照。

廓然神自清，含虛洞玄妙；

因指見其月，月是心樞要。

高高峰頂上，四顧極無邊；
獨坐無人知，孤月照寒泉。
泉中且無月，月自在青天；
吟此一曲歌，歌終不是禪。

夜坐庵前

人定烏棲息，庵前聊倚欄；
徘徊明月上，正在修篁端。
清影冰玉碎，疏音環佩珊；
倏然耳目靜，覺此宇宙寬。
人生甘物役，汩沒紅塵間；
晏坐得俄頃，境幽心已閒；
諒能長無爭，自可駐朱顏；
所以學道人，市隱類深山。

遊花岩

鎮掃經龕一炷香，忘言趺坐伴琴堂；
春來禪意超空色，任使桃花著靚妝。

坐斷時空老衲家，蕭然靜對白梅花；
青山窗外伸頭看，看我庵中煮苦茶。

烹雪山堂萬象閒，世緣終淺笑香山；
主人待客傳心法，吹火龍潭夜坐關。

附錄2：先賢大德關於靜坐的指示

　　日本著名禪師——道元大師的《坐禪儀》說：「而乃放捨諸緣，休息萬事。身心一如，動靜無間。量其飲食，不多不少，調其睡眠，不節不恣。結跏趺坐，先以左足安右股上，右足安左股上，或半跏趺，或以左足壓右足，皆可。次以左掌安右掌上，以兩大拇指頭相拄。徐徐舉身，良久，復左右搖振，乃正身端坐。不得左傾右側，前俯後仰。令腰脊頭頂，骨節相拄，狀如浮屠。令耳與肩對，鼻與臍對。舌掛上顎。唇齒相著。目須微開，免致昏睡。身相既定，氣息既調，寬放臍腹。一切善惡，都莫思量。念起即覺，覺之既無。久久忘緣，自成一片。若得此意，自然四大輕爽，所謂安樂法門也。若已發明者，如龍得水，未發明者，但辦肯心，必不相賺。出定之時，徐徐動身，安詳而起。一切時中，護持定力，如護嬰兒，則定力易成矣。所以探珠宜靜浪，動水取應難。定水澄清，心珠自現。故《圓覺經》云：『無礙清淨慧，皆因禪定生。』是知超凡越聖，必假靜緣；坐脫立亡，須憑定力。最為急務也。」

　　大乘佛學創始人——龍樹菩薩《大智度論》卷七，論結跏喚坐的理由說：「問曰：多有坐法，佛何以故唯用結跏趺坐？答曰：諸坐法中，結跏趺坐最安穩，不疲極。此是坐禪人坐法。攝持手足，心亦不散。又於一切四種身儀中最安穩……以是故結跏趺坐。復次，佛教弟子應如是坐。有

外道輩或常翹足求道，或常立，或荷足。如是狂狷，心沒邪海，形不安穩。以是故，佛教弟子結跏趺直身坐。何以故？直身心易正故。其身直坐，則心不懶，端心正意，繫念在前。若心馳散，攝之令還。」

又《大智度論》卷二十一，論最初下手時，制心一處的方法説：「初學繫心緣中，若眉間，若額上，若鼻端。」

天台智者大師《修習止觀坐禪法要》中論調飲食説：「夫食之為法，本欲資身進道。食若過飽，則氣急身滿，百脈不通，令心閉塞，坐念不安；若食過少，則身羸心懸，意慮不固。此二皆非得定之道。若食穢濁之物，令人心識昏迷，若食不宜之物，則動宿疾，使四大違反。此為傷定之初，須深慎之也，故經云：身安則道隆，飲食知節量，常樂在空閒，心靜樂精進。」

又論調睡眠説：「夫眠是無明惑覆，不可縱之。若其眠寐過多，非唯皮修聖法，亦復喪失功夫，而能令心暗昧，善根沉沒。當覺悟無常，調伏睡眠，令神氣清白，念心明淨，如是乃可棲心聖境，三昧現前，故經云：初夜後夜，亦勿有廢。無以睡眠因緣，令一生空過，無所得也。」

又論入坐時調身説：「夫初欲入禪調身者，行人欲入三昧，調身之宜，若在定外，行住進止，動靜運為，悉須詳審。若所作粗獷，則氣息隨粗，以氣粗故，則心散難錄，兼復坐時煩憒，心不恬怡。身雖在定外，亦須用意逆作方便。後入禪時，須善安身得所。初至繩床，即須先安坐處，每令安穩，久久無妨。次當正腳，若半跏坐，以左腳置右腳上，牽來近身，令左腳指與右股齊。若欲全跏，即以右腳置左腳上。次解寬衣帶周正，不令坐時脱落。次當安手，以左手掌置右手掌上，重累手相對，頓置

左腳上，牽來近身，當心而安。次當正身，先當挺動其身，並諸支節，作七八反，如自按摩法，勿令手足差異。如是已，則端直，令脊骨勿曲勿聳。次正頭頸，令鼻與臍相對，不偏、不斜、不低、不昂，平面正住。次當口吐濁氣。吐氣之法，開口放氣，不可令粗急，以之綿綿，恣氣而出。想身分中百脈不通處，放息隨氣而出。閉口，鼻納清氣，如是至三；若身息調和，一次亦足。次當閉口，唇肯才相拄著，舌向上顎。次當閉眼，才令斷外光而已。當端身正坐，猶如奠石，無得身首四肢，偶爾搖動。是為初入禪定調身之法，舉要言之，不寬不急，是身調相。」

又論入坐時調息說：「初入禪調息法者，息有四種相，一風、二喘、三氣、四息。前三為不調和，後一為調相。云何為風相？坐時則鼻中息出入，覺有聲，是風也。云何喘相？坐時息雖無聲，而出入結滯不通，是喘相。云何氣相？坐時息雖無聲，亦不結滯，而出入不細，是氣相也。云何息相？不聲、不結、不粗，出入綿綿，若存若亡，姿神安穩，情抱悅豫，此是息相也。守風則散，守喘則結，守氣則勞，守息即定。坐時有風喘氣三相，是名不調。而用心者復為心患，心亦難定，若欲調之，當依三法。一者下著安心（即繫心臍間或臍下）；二者放寬身體；三者想氣遍毛孔出入，通行無障。若細其心，令息微微然，息調則眾患不生，其心易定。是名行者初入定時，調息方法。舉要言之，不澀不滑，是息調相。」

又論入坐時調心說：「何等為沉相？若坐時，心中昏暗。無所記錄，頭好低垂，是為沉相。爾時，當繫念鼻端，令心住在緣中，無分散意，此可治沉。何等為浮相？若坐時，心好飄動，身亦不安，念外異緣，此是浮相。爾時，宜安心向下，繫緣臍中，制諸亂念，心即安住，則心易

安靜。舉要言之，不沉不浮，是心調相。」

　　又論坐中及出坐時調和身、息、心三事說：「若坐時，向雖調身竟，其身或寬、或急、或偏、或曲、或低、或昂，身不端直，覺已隨正，令其安穩，中無寬急，平直正住。復次，一坐之中，身雖調和，而氣不調和。不調和相者，如上所說，或風、或喘、或復氣急，身中脹滿，當用前法隨而治之，每令息道綿綿，如有如無。次一坐中，身息雖強，而心浮沉寬急不定；爾時若覺，當用前法，調令適中。此三事，的無前後，如不調者，而調適之。令一坐之中，身、息及心，三事調適，無相乖越，和融不二。此則能除宿患，妨障不生，定道可克。」又說：「行人若坐禪將竟，欲出定時，應先放心異緣，開口放氣，想從百脈隨意而散。然後微微動身，次動肩膊及手、頭、頸、次動二足，悉令柔軟；次以手摩諸毛孔，次摩手令暖，以掩兩腿，然後開之，待身熱稍歇，方可隨意出入，若不爾者，坐或得住心，出既頓促，則細法未散，住在身中，令人頭痛，百骨節僵，猶如風勞，於後坐中，煩躁不安，是故心欲出定，每須在意。此為出定調身、息、心方法。」

　　又論坐中對治粗亂修止觀說：「一者修止，自有三種，一者繫緣守境止，所謂繫心鼻端，臍間等處，令心不散故，經云：繫心不放逸，亦如猿著鎖。二者制心止，所謂隨心所起，即便制之，不令馳散故。經云：此五根者，心為其主，是故汝等，當好止心。此二種皆止事相，不須分別。三者體真止，所謂心所念一切諸法，采知從因緣生，無有自性，心不取；若心不取，則妄念心息，故名為止。如經中說云：一切諸法中，因緣空無主，息心達本源，故號為沙門。……二者修觀，有二種。一者對治觀，如

190

不淨觀，對治貪欲；慈心觀，對治瞋；界分別觀對治著我；數息觀，對治多尋思等。二者正觀，觀諸法無相，並是因緣所生，因緣無性，即是實相。了先所觀之境，一切皆空，能觀之心，自然不起。」上面所説的各種止觀，都是以後後破前前，由淺入深的修定方法，制心止是破繫緣止，體真是破制心止。觀亦如此。」

天台宗創始人──智者大師《釋禪波羅密經》卷三論修繫緣止説：「若繫心鼻端者，鼻是風門，覺出息入息，念念不住，易悟無常，亦以扶本安般（即數息觀）之習，心靜能發禪定，若繫心臍下，臍是氣海，亦曰中宮，繫心在臍，能除眾病，或時內見三十六物，發特勝等禪。」

又論修制心止説：「心非形色，亦無所處，豈可繫之在境。但是妄想緣慮，故須制之。心若靜止，則不須制之。但凝其心，息諸亂想，即是修止。」

又論修體真止説：「以正智慧，體一切陰、入、界、三毒、九十八及十二因緣等，三界因果諸法，悉皆空寂……若行者體知一切諸法如虛空者，無取無捨，無依無倚，無住無著。若心無取，捨、依、倚、住、著，則一切妄想顛倒，生死業行，悉皆止息。無為無欲，無念無行，無造無作，無示無説，無諍無競，泯然清淨，如大涅槃，是名真止。此則止無所止，無止之止，名體真止。」

智者大師《六妙法門》論數、隨、止、觀、還、淨六種修定方法的次第相生説：「數有二種，一者修數，二者證數。修數者，行者調和氣息，不澀不滑，安詳徐數，從一至十，攝心在數，不令馳散，是名修數。證數者，覺心任運從一至十，不加功力，心住息緣。覺息虛微，心相漸

細，患數為粗，意不欲數，爾時行者應當放數修隨。

「隨亦有二，一者修隨，二者證隨。修隨者，捨前數法，一心依隨息之出入。攝心緣息，知息入出，心住息緣，無分散意，是名修隨。證隨者，心既微細，安靜不亂，覺息長短，遍身入出，心息任運相依，意慮恬然凝靜。覺息為患，心厭欲捨，如人疲極欲眠，不樂眾務，爾時行者應當捨隨修止。」

「止亦有二，一者修止，二者證止。修止者，息諸緣慮，不念數隨，凝寂其心，是名修止。證止者，覺身心泯然入定，不見內外相貌，定法持心，任運不動。行者是時，即作是念，今此三昧，雖復無為寂靜，安隱快樂，而無慧方便，不能破壞生死。復作是念，今此定者，皆屬因緣，陰、界、入法，和合而有，虛誑不實，我今不見不覺，應須照了。作是念已，即不著止，起觀分別。」

「觀亦有二，一者修觀，二者證觀。修觀者，於定心中，以慧分別，觀於微細出入息相，如空中風，皮肉筋骨，三十六物，如芭蕉不實。心識無常，剎那不住，無有我人。身、受、心、法皆無自性。不得人法，定何所依，是名修觀。證觀者，如是觀時，覺自出入，遍諸毛孔，心眼開明，徹見三十六物及諸戶蟲，內外不淨，剎那變易，心生悲喜，得四念處，破四顛倒，是名證觀。觀相既發，心緣觀境，分別破析，覺念流動，非真實道，爾時應當捨觀修還。」

「還亦有二，一者修還，二者證還。修還者，既知觀從心生，若從析境，此即不會本源，應當觀反觀心。此觀心者從何面生？為從觀心生？為從不觀心生？若從觀心生，即已有觀，今實不爾。所以者何？數、隨、

止三法中，未有即觀故。若從不觀心生，不觀心為滅生？為不滅生？若不滅生，即二心並。若滅法生，滅法已謝，不能生觀。若言亦滅亦不滅生，乃至非滅非不滅生，皆不可得。當知觀心本自不生，不生故不有，不有故即空，空故無觀心。若無觀心，豈有觀境，境智雙亡，還源之要也，是名修還相。證還相者，心慧開發，不加功力，任運自能破析，返本還源，是名證還。行者當知，若離境智，欲歸無境智，不離境智縛，以隨二邊故。爾時當捨還門，安心淨道。」

「淨亦有二，一者修淨，二者證淨。修淨者，知色淨故，不起妄想分別，受、想、行、識，亦復如是。息妄想垢，是名修淨，息分別垢，是名修淨；息取我垢，是名修淨。舉要言之，若能心如本淨，是名修淨，亦不得能修所修及淨不淨，是名修淨。證淨者，如是修時，豁然心慧相應，無礙方便，任運開發，三昧正受，心無依恃。證淨有二，一者相似證，五方便相似無漏道慧發。二者真實證，苦法忍乃至第九無礙道等，真無漏慧發也。三界垢盡，故名證淨。」

又論上述六種方法的隨相宜而修說：「夫行者欲得深禪定智慧，乃至實相涅槃，初學安心，必須善巧。云何善巧？當於六妙法門，悉知悉覺，調伏其心，隨心所便，可以常用。所以者何？若心不便，修治即無益。是故初坐時，當識調心學數，次當學隨，復當學止、觀、還等，各各經數日。學已，復更從數隨乃至爭，安心修習，復各經數日。如是數反，行者即應自知心所便宜。若心便數，當以數法安心，乃至淨亦如是。隨便而用不簡次第。如是安心時，若覺身安息調，心靜開明，始終安固，當專用此法，必有深利。若有妨生，心散昏塞，當更隨便轉用餘門，安即為善，可以常軌。是則略明初學善巧安心六妙門，是知便宜用心大意。」

Note

國家圖書館出版品預行編目資料

少林中醫教你養正念，學靜坐 / 禪一著. -- 初版.
-- 新北市 : 世茂, 2019.08
面； 公分 -- (生活健康 ; B466)
ISBN 978-957-8799-86-8(平裝)

1.靜坐 2.養生

411.15   108008943

生活健康 B466

少林中醫教你養正念，學靜坐：
專注當下，和內心對話的自我療癒訓練

作　　者／禪一
主　　編／陳文君
責任編輯／曾沛琳
封面設計／林芷伊
出 版 者／世茂出版有限公司
地　　址／(231)新北市新店區民生路19號5樓
電　　話／(02)2218-3277
傳　　真／(02)2218-3239（訂書專線）、(02)2218-7539
劃撥帳號／1991184
戶　　名／世茂出版有限公司
世茂官網／www.coolbooks.com.tw
排版製版／辰皓國際出版製作有限公司
印　　刷／祥新印刷股份有限公司
初版一刷／2019年8月
Ｉ Ｓ Ｂ Ｎ／978-957-8799-86-8
定　　價／350元

Printed in Taiwan